本草纲目
中药蔬果养生 速查全书

孙树侠　　吴剑坤 主编

健康养生堂编委会 编著

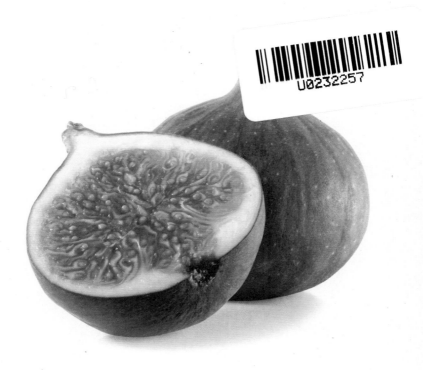

江苏凤凰科学技术出版社

健康养生堂编委会成员

（排名不分先后）

孙树侠　中国保健协会食物营养与安全专业委员会会长、主任医师

陈飞松　中国中医科学院研究员，北京亚健康防治协会会长、教授

于雅婷　北京亚健康防治协会驻国家举重队中医调控专家、主任医师

高海波　中国中医科学院中医学博士后，燕山大学生物医学工程系副教授

赵　鹏　国家体育总局科研所康复中心研究员

信　彬　首都医科大学教授，北京市中医医院党委书记

李海涛　南京中医药大学教授、博士研究生导师

吴剑坤　首都医科大学教授，北京中医医院治未病中心主任、副主任药剂师

邵曙光　华侨茶业发展研究基金会副理事长兼秘书长

谭兴贵　世界中医药学会联合会药膳食疗研究专业委员会会长、教授

盖国忠　中国中医科学院中医临床基础医学研究所教授

于　松　首都医科大学教授，北京市妇产医院产科主任医师

刘　红　首都医科大学教授、主任医师

刘铁军　长春中医药大学教授，吉林省中医院主任医师

韩　萍　北京小汤山疗养院副院长，国家卫计委保健局健康教育专家

成泽东　辽宁中医药大学教授、医学博士，辽宁省针灸学会副会长

尚云青　云南中医学院中药学院副院长、副教授

杨　玲　云南省玉溪市中医医院院长、主任医师

陈德兴　上海中医药大学教授、博士研究生导师

温玉波　贵州省兴仁县中医院院长、副主任医师

秦雪屏　云南省玉溪市中医医院副院长、主任医师

林本荣　南京军区南京总医院汤山疗养区副院长、主任医师

邓　沂　国家中医药管理局科普巡讲团成员，安徽中医药高等专科学校教授

曹　军　云南省玉溪市中医医院高级营养师

王　斌　北京藏医院院长、主任医师

郑书敏　国家举重队队医、主治医师

张国英　北京中医医院治未病中心副主任医师

朱如彬　云南省大理州中医医院主治医师

孙　平　吉林省长春市宽城区中医院副主任医师

张卫红　内蒙古通辽市传染病医院住院医师

宋洪敏　贵州省兴仁县中医院住院医师

朱　晓　内蒙古呼和浩特中蒙医院治未病中心主任

发现天然植物的养生智慧

中医强调利用"药食同源"原理，达到延年益寿、保养生命、增强体质、预防疾病的目的，也就是利用天然的植物，照顾好自己的身体。这符合现代人所倡导的"纯天然"养生之道。

《神农本草经》记载，药分上中下三品，上药可常用，选为四季保健养生最适宜。中药药膳最适合忙碌的现代人养生之用。这是因为，"人之气禀，罕得其平。有偏于阳而阴不足者，有偏于阴而阳不足者，故必假于药膳以滋助之。使气血归于平和，乃能形神俱茂，而疾病不生也"。《黄帝内经》说："圣人不治已病治未病，不治已乱治未乱，此之谓也。夫病已成而后药之，乱已成而后治之，譬犹渴而穿井，斗而铸锥，不宜晚乎？"由此可知，补养非且夕可成，故古人采用药膳以补养之。

本书以《本草纲目》为底本，精选日常生活中最常用的中药蔬果，并补充了中药蔬果的学名、性味、主治、现代营养知识和挑选方法。同时，每种中药蔬果都附上精美的手绘插图，以牵线的方式图解草药各部位的性味和主治。精选出了100多种常见的药膳，适合想以温和的方法预防和治疗疾病的现代人。

本书可以让读者了解植物中的天然成分与作用，也希望藉由书中的相关内容，让读者更亲近天然草药。本书针对不同症状精选出适用药材，讲解其功效，让您随手翻，随时看，无病养生，有病便成为对症下药的草药指南。当然，由于每个人的体质不同，所处的环境各异，并非所有药材都适用，因此仍须医师针对个人情况调剂配方，才能达到真正防病治病的效果。

阅读导航

蔬果简介
综述常见中药蔬果的基本信息，并对其进行归类，方便阅读。

精品图鉴
手工精心绘制的草药植株图，让读者对草药有直观的认识。

安神定志·疏肝理气

精选中药
草部/山草类

防风

防，御的意思。它的作用以治风为要，所以叫防风。屏风是防风的隐语。称芸、茴，是因为它的花像茴香，气味像芸蒿、兰。

防风小档案

防风叶
治中风出热汗。

防风花
治四肢拘急，不能走路，经脉虚弱，骨节间痛，心腹痛。

防风籽
治风证力强，可调配食用。

释名	铜芸、茴芸、茴草、屏风、百枝、百蜚。
性味	味甘，性温，无毒。
有效成分	挥发油、甘露醇等。
临床应用	自汗不止，盗汗，消风顺气、治老年人便秘，偏正头痛，小儿囟门久不闭合，妇人崩漏。

40 本草纲目中药 蔬果 养生速查全书

蔬果小档案
对常见蔬果进行具体介绍，食材特性一目了然。

医家调理
汇集历代名医、古籍对中药
蔬果介绍的收录。

药理延伸
深入讲解相关药理知识。

医家评说

《神农本草经》 主风邪所致的视物不清，风
行周身，骨节疼痛，烦满，久服身轻。

《名医别录》 疗胁痛，肝风，头风，四肢挛
急，破伤风。

《日华子诸家本草》 治三十六种风病，男子
一切劳伤，能补中益精，治疗目赤肿痛，遇风
流泪及瘫痪，通利五脏关脉，治五劳七伤，盗
汗，心烦体重，能安神定志，调匀气脉。

形态特征

株高30～80厘米，全体无毛。根粗壮，茎
基密生褐色纤维状的叶柄残基。

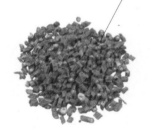

养生药膳

益气补血+壮阳

防风甘草鱼汤

材料：
防风5克、甘草5克、白术10克、红枣3颗、黄芪9克、
虱目鱼肚1片、芹菜少许、盐、味精、淀粉各适量。
做法：
❶ 将虱目鱼肚洗净，切成薄片，放少许淀粉，
　轻轻搅拌均匀，腌渍20分钟，备用。
❷ 药材洗净、沥干，备用。锅置火上，加入
　清水，将药材与虱目鱼肚一起煮，用大火煮
　沸，再转人小火续熬至味出时，放适量盐、
　味精调味，起锅前加入适量芹菜即可。

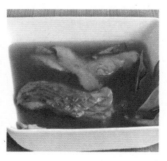

药理延伸

● 甘防风，治风通用。治上半身风证，用防风
身；治下半身风证，用防风梢。防风是治风祛
湿的要药，因风能胜湿。它还能泻肺实，如误
服会泻人上焦元气。防风治周身疼痛，药效较
弱，随配伍引经药而至病所，是治风药中的润
剂。如果补脾胃，非防风引用不可。
● 防风与葱白同用，能行全身气血；与泽泻、
本同用，能治风病；与当归、芍药、阳起石、禹
余粮同用，能治疗妇人子宫虚冷。防风畏萆，能
解附子毒，恶藜芦、白敛、干姜、芫花。
● 防风又行足阳明、太阴二经，为肝经气分药。

良品严选

此药草的作用以治风为要，所以叫防风。
称芸、茴，是因为它的花像茴香，气味像芸蒿、
兰。江淮一带所产的大多是石防风，生长在山石
之间。二月采其嫩苗做菜，味辛甘而香，称作珊
瑚菜。它的根粗、外形丑，籽可作为种子。明朝
吴绶说，凡入药以黄色润泽的防风为佳，白的多
沙条，不能用。

功效

解表祛风，胜湿，止痉。

（侧边竖排）第二章 调养五官

高清图片
全书收录数百幅高清图片，
生动美观，有很高的鉴赏价
值和收藏价值。

良品选鉴
介绍草药的形态并对其功效
进行分析，详细讲解怎样鉴
别和挑选草药。

第二章 调养五官 41

养生药膳
根据常见中药蔬果的特性，选取合
适的养生膳食。

牛蒡

☀ 牛蒡原产于中国，是一种营养价值和保健价值都很高的药食两用的植物。中医认为牛蒡根味甘，性平，对脚气、胃痉挛、慢性中耳炎都有辅助治疗的功效，但是体质虚寒、容易腹泻的人不宜食用。

牛蒡小档案

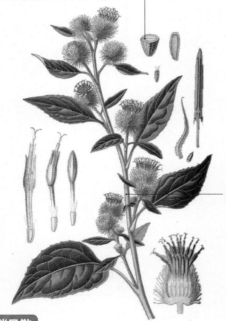

子
[性味] 味辛，性平，无毒。
[主治] 明目补中，除风伤。

茎
[性味] 味苦，性寒，无毒。
[主治] 主伤寒寒热出汗，中风面肿，口渴，尿多。

成熟周期	7月采子，10月采根。
形态特征	茎高的有三四尺。花成丛状，淡紫色，果实像枫梂但要小些，花萼上的细刺百十根攒聚在一起，一个有几十颗子。它的根粗的有手臂大，长的近一尺，浅青灰色。
功效	疏风散热，解毒消肿。

消风散

君药1味	+	牛蒡子3克 祛风除湿	▶ 开发腠理，透解在表的风邪

臣药3味	+	苍术3克 散风除湿	+	木通1.5克 利热渗湿	+	苦参3克 清热燥湿	▶ 清热除湿

佐使药5味	+	防风3克 解表祛风	+	当归3克 和营活血	+	知母3克 清热泻火	+	芝麻3克 养血润燥	+	荆芥3克 开发腠理	▶ 疏风养血

木瓜

☀ 木瓜素有"百益果王"之称，它的果实可供食用、药用。木瓜有化湿的功效，可以治疗肢体经络不通引起的肢节疼痛、麻木、屈伸不利，并有舒筋消肿的作用，对高血压、高脂血症、胃炎、产后缺乳、肥胖、消化不良也有辅助治疗的功效。

木瓜小档案

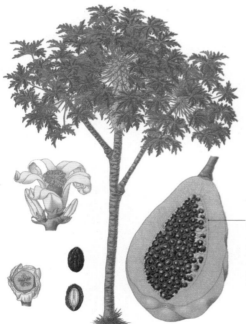

成熟周期	夏、秋季采集成熟果实。
形态特征	茎不分枝，有大的叶痕。叶大，聚生茎顶，叶柄长，中空；叶互生，掌状深裂。全年开乳黄色花，单性，雌雄异株。浆果大，长圆形，熟时橙黄色；果肉厚，黄色。
功效	和胃化湿，平肝祛风，散淤活血。

实
[性味]味酸，性温，无毒。
[主治]治湿痹邪气，霍乱大吐下，转筋不止。

实脾散

君药2味 + 附子30克 温肾阳，助行水 + 干姜30克 温脾阳，助制水 ▶ 和胃化湿

臣药2味 + 白茯苓30克 健脾渗湿 + 白术30克 健脾渗湿 ▶ 温肾暖脾，扶阳抑阴

佐使药6味 + 厚朴30克 宽肠降逆 + 木香30克 调脾胃之滞气 + 草果仁30克 治湿郁伏邪 + 槟榔30克 利水消肿 + 甘草15克 益脾温中 + 木瓜30克 芳香醒脾而化湿 ▶ 温阳健脾，行气利水

香蕉

✿ 作为一名能够有效帮助肠道消化的"能量勇士"，香蕉得到了众多运动健将的青睐，它能够迅速补充身体因长时间运动而流失的矿物质。香蕉含有丰富的糖类，能够在进入人体后迅速转化成易于吸收的葡萄糖，进而降低低血糖的发病率。

香蕉小档案

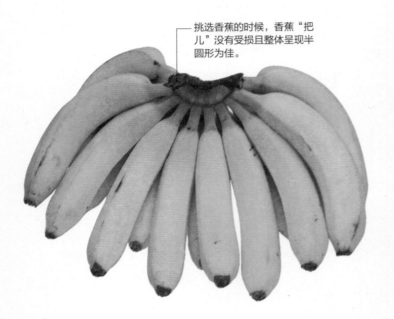

挑选香蕉的时候，香蕉"把儿"没有受损且整体呈现半圆形为佳。

食物成分（100克香蕉）

热量	43千卡
蛋白质	1.4克
碳水化合物	22克
脂肪	0.2克
膳食纤维	1.2克
维生素A	10微克
维生素B_1	0.02毫克
维生素B_2	0.04毫克
维生素B_6	0.38毫克
维生素C	8毫克
维生素E	0.24毫克

保存方法

刚买的香蕉，要先将它"吊"起晾晒1~2天，等待它彻底熟透。然后将每根香蕉从"把儿"上掰下来，用保鲜膜包好，放进冰箱的冷藏室内。

小食谱

香蕉柠檬饮

▶ 预防高血压、心脏病

材料：
香蕉2根、奶酪2大勺、蜂蜜适量、柠檬汁2小勺。

做法：
❶将香蕉去皮后，切成3~5厘米大小的小块，然后用柠檬汁充分浸泡。
❷在每一段香蕉上放上一些奶酪，如果喜欢口味略甜一些，可浇上些蜂蜜。

饮食搭配

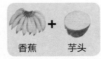 + 圆生菜 ▶ 缓解疲劳，增强体力，有助于肠胃消化

香蕉　芋头

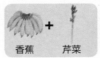 + 番茄 ▶ 利尿，美肤，保护肾脏

香蕉　芹菜

 + 款冬 ▶ 治疗便秘，缓解血液黏稠

香蕉　豆芽

芹菜

❀ 芹菜的魅力就在于它那独特的香味和嚼在口中所发出的"咯吱咯吱"声。芹菜的根部富含了多种维生素和矿物质以及大量的粗纤维，其叶子中蕴含了丰富的叶红素，常吃芹菜叶，可以有效防止血液变得黏稠。

芹菜小档案

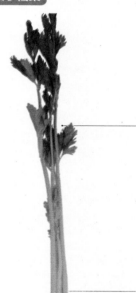

叶子呈很清爽的绿色，并且有一定的张力。

好的芹菜，主要是看它茎部的纹理，如果略微有些凹凸且断面狭窄，则说明这棵芹菜很水嫩。

食物成分（100克芹菜）

热量	20千卡
蛋白质	1.2克
碳水化合物	4.5克
脂肪	0.2克
膳食纤维	1.2克
维生素A	57微克
维生素B_1	0.02毫克
维生素B_2	0.02毫克
维生素B_6	0.08毫克
维生素C	8毫克
维生素E	1.32毫克

保存方法

放入冰箱之前，最好将叶子和根茎部分开。如果在冰箱中竖直摆放的话，保鲜的时间会更长。茎部若出现打蔫儿的状况，可以放入冷水中浸泡一段时间，使其恢复原有的弹性。

小食谱

香芹炒肉丝

▶ 增强体质，降低血压

做法：

❶ 将猪瘦肉切成丝状；芹菜摘去叶，削去根，洗净后切成段。

❷ 炒锅放油，烧至七成热时，倒入肉丝煸炒至泛白，再放甜面酱炒匀。倒入芹菜段翻炒2分钟，再加少许酱油炒匀，加盐调味即可。

饮食搭配

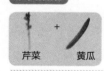

芹菜 ＋ 黄瓜 ＋柿子＋ 西瓜 ＋ 当归

▶ 利尿，促进血液循环

 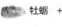 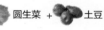

芹菜 ＋ 香菇 ＋ 牡蛎 ＋ 圆生菜 ＋ 土豆

▶ 预防癌症，健脑养生

芹菜 ＋ 鸡肉 ＋ 鸡蛋 ＋ 柿子

▶ 提高身体的耐力，强身健体

橙子

❀ 橙子是我们在一年四季中都可以品尝到的水果之一。它的果肉不仅富含多种维生素，甚至连橙皮与橙肉间的橙络都有增强毛细血管弹性，预防动脉硬化的功效。它富含的膳食纤维和果胶物质，可促进肠道蠕动，有利于清肠通便，排除体内有害物质。

橙子小档案

好的橙子一般果皮颜色鲜亮。

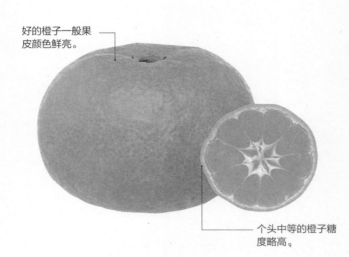

个头中等的橙子糖度略高。

食物成分（100克橙子）

热量	47千卡
蛋白质	0.8克
碳水化合物	11.1克
脂肪	0.2克
膳食纤维	0.6克
维生素A	27微克
维生素B$_1$	0.05毫克
维生素B$_2$	0.04毫克
维生素B$_6$	0.06毫克
维生素C	33毫克
维生素E	0.56毫克

小食谱

香橙苹果饮

▶ 预防感冒，缓解疲劳

材料：
橙子1个、红葡萄酒1杯、苹果半个、蜂蜜1小勺、薄荷适量。

做法：
❶ 将两种水果充分清洗干净切块。
❷ 将上述水果共同放入榨汁机中，依次倒入红葡萄酒和蜂蜜，然后开始榨汁，最后倒入玻璃杯中，用薄荷做装饰。

饮食搭配

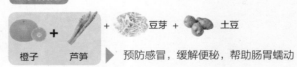

橙子 + 芦笋 + 豆芽 + 土豆
▶ 预防感冒，缓解便秘，帮助肠胃蠕动

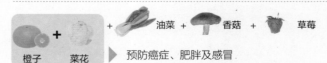

橙子 + 菜花 + 油菜 + 香菇 + 草莓
▶ 预防癌症、肥胖及感冒

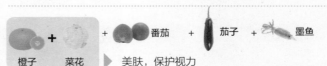

橙子 + 菜花 + 番茄 + 茄子 + 墨鱼
▶ 美肤，保护视力

血橙

新鲜的血橙呈红或橙色，有明亮的红色条纹，果肉呈血液的鲜红色，汁多，且有一种芬芳的香气，大都无核。

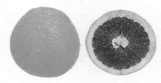

脐橙

底部有个圆圆的凸起是脐橙的主要特征，脐橙果肉细嫩而脆，化渣，汁多，无核，一般二三月份上市。

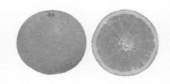

清见

橘子和橙子的杂交品种，不仅具有橙子诱人的香味，还具有橘子的甘甜，而且可以连皮一块吃。

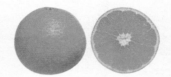

日向夏

又被称为"小夏"，果皮颜色较浅，呈柠檬黄色，主要特点是汁多，皮薄，且有一种清爽的酸味。

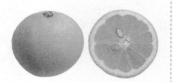

夏橘

夏橘果皮呈柠檬黄色，不光滑，微有褶皱，核多，味酸带苦，一般多用于蜜饯果脯的加工，少鲜食。

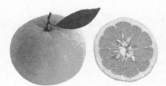

甜柚

甜柚是葡萄柚与柚子的杂交品种，果实形状略微扁平，果皮呈黄绿色，稍厚，酸味略淡。

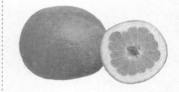

凸柚

果实呈橙色，果皮粗糙有弹力。果柄一端有凸起，果实皮薄、硕大、甘甜、柔软且香味浓郁。

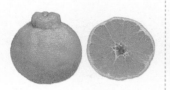

晚白柚

它可称得上是柑橘类水果中个头最大的一种。果实有清爽的香味，利于储存。果皮可用来做蜜饯。

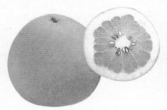

黄金橙

果实金黄色，呈削去上端的水滴状，果皮中等薄厚，多数无核，略微有些苦，但果汁含量丰富。

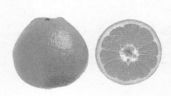

　　橙汁是普遍受到人们喜爱的一种饮品，运动后饮用橙汁，能迅速补充体力，解渴提神。如果加点盐，效果更明显。橙子与其他蔬果搭配而成的果汁，营养配比更合理，养生效果更全面。另外，橙汁还可以用来卸妆，能彻底清洁面部污垢和油脂，发挥深层洁肤功效。

清爽柳橙蜜汁

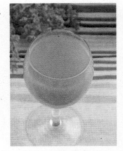

　　本饮品味道酸甜适口。柳橙能生津止渴，蜂蜜能润燥通便，二者合一，各取其长，能够帮助人体排出肠道内的宿便。

草莓柳橙蜜汁

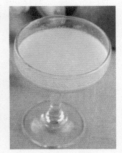

　　草莓利尿消肿、改善便秘；柳橙降低胆固醇和血脂，改善皮肤干燥。故此饮可美白消脂，润肤丰胸，是纤体佳品之一。

猕猴桃柳橙汁

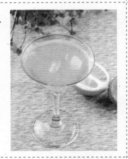

　　此饮有解热、止渴之功效，能改善食欲不佳、消化不良现象，还可以抑制致癌物质的产生。

柳橙蔬菜果汁

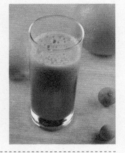

　　柳橙可疏肝理气、消食开胃，而包心菜可改善内热引起的不适。将柳橙与包心菜一起榨汁饮用，有利于肠道的消化吸收。

南瓜柳橙汁

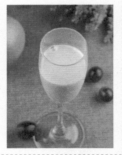

　　南瓜含有丰富的微量元素、果胶，常喝此果汁可有效提高免疫力。

柳橙柠檬蜜汁

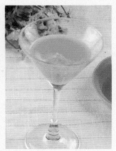

　　预防雀斑，降火解渴。缺铁性贫血者不宜饮此果汁，因为柳橙会影响人体对铁的吸收。

柠檬柳橙瓜汁

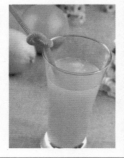

　　此饮具有滋润皮肤、缓解肾病的功效，同时还有利尿功效。将几种瓜果组合在一起榨汁饮用，能使营养更加全面。

菠萝草莓橙汁

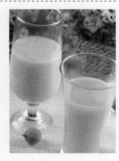

　　用草莓和菠萝以及柳橙制成的果汁酸甜可口，尤其适合于夏季饮用，可解暑止渴。

Contents | 目录

第一章　中草药知识入门

第二章 调养五官

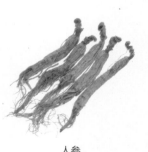

人参

第三章　调养五脏

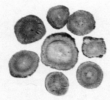

甘草

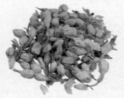

茉莉

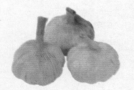

大蒜

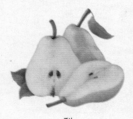

梨

第四章　润肠利尿

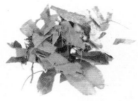

淫羊藿

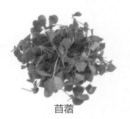

苜蓿

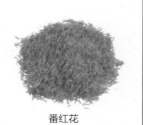

石榴

第五章　活血通经

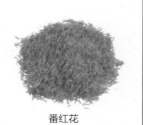

番红花

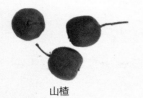

山楂

第六章 解毒止痛

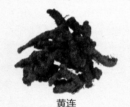

黄连

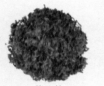

蒲公英

第七章 止咳化痰

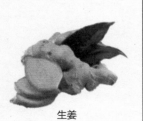

生姜

第八章　益气补虚

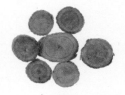

黄芪

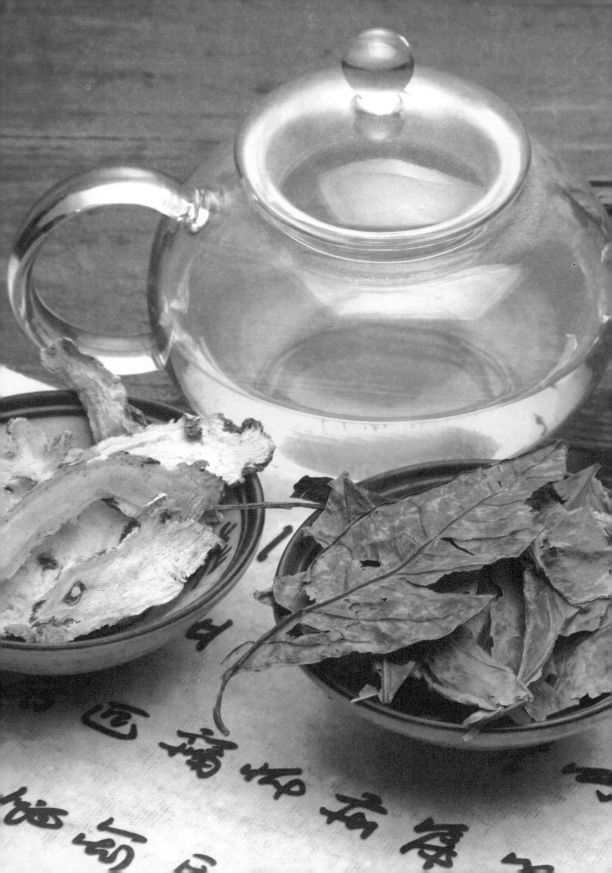

第一章

中草药知识入门

《神农本草经》将药物分成三百六十五种，是古人治病、养生的智慧精粹。但是，依据各个药物的性味、阴阳的不同，还必须搭配四季时节、五脏六腑的所属气味，才能达到确实的养生效果。所以本章先行介绍药物的上品、中品、下品，升降沉浮、十剂、气味阴阳等。另外，再介绍中药的简易鉴别与煎药常识，以帮助现代人了解中草药的基本使用原则。

药方组方原则

❀ 药方组方原则最早源于《内经》。《素问·至真要大论》说："主病之谓君，佐君之谓臣，应臣之谓使。"元代李杲在《脾胃论》中再次申明："君药分量最多，臣药次之，使药又次之。不可令臣过于君，君臣有序，相与宣摄，则可以御邪除病矣。"药中有君、臣、佐、使，彼此相互配合、制约。一般的配置是君药一味、臣药两味、佐药三味、使药五味，也可以君药一味、臣药三味、佐使药九味。

上、中、下三品共计三百六十五种，法三百六十五度，一度应一日，以成一年。把此数翻倍，合七百三十种。上药一百二十种为君，主养命以顺应上天，无毒，长期服用不伤人。想要轻身益气、延年益寿者以上经为本。中药一百二十种为臣，主养性以顺应人事，有的无毒，有的有毒，须斟酌服用。想要遏病、滋补者以中经为本。下药一百二十五种，为佐、使，主治病以顺应土地，大多有毒，不能长期服用。想要除寒热邪气、破积聚疗疾病者以下经为本。

药有阴阳相配、母子兄弟，根、茎、花、实、苗、皮、骨、肉。不同药物之间，药性不同，有单行的、相须的、相使的、相畏的、相恶的、相反的、相杀的。医生对这七种情形，要从药性方面来观察。要用药性相须、相使的，不要用药性相恶、相反的。如果药物有毒但能相互制约，可以用相畏、相杀的，否则不能合用。

李时珍说药有七情：单行的，指的是单方，不需辅药；相须的，指药物药性相同，配合使用，不可分离，如人参、甘草，黄柏、知母等；相使的，指主药的佐使；相恶的，指药物夺取彼此药效；相畏的，指药物彼此制约；相反的，指药物不相合；相杀的，指药物制约彼此的毒性。

药物有酸、咸、甘、苦、辛五味，还有寒、热、温、凉四气，以及有毒、无毒。药物阴干、曝干，采收、炮制的时间，生熟，出于何种土壤，药物的真、伪、陈、新，都各有讲究。药性有适宜制丸的，有适宜制散的，有适宜水煎煮的，有适宜用酒浸泡的。凡此种种，都要顺从药性，不能违反逾越。

中药配伍"七情"

中药配伍中的"七情"，其变化关系，除了单行之外，可以概括为三项：相须、相使同用的，是用药的帝道；相畏、相杀同用的，是用药的王道；相恶、相反同用的，是用药的霸道。

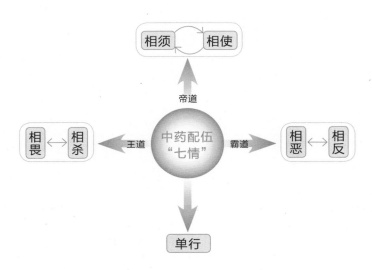

药味三品图

药中有上、中、下三品，分别对应君、臣、佐使。药物的功用各有所长，也各有所偏，通过合理的配伍，增强或改变其原有的功用，调其偏性，制其毒性，消除或减缓其对人体的不利因素，三品彼此相互配合、制约，以使药品发挥最大功效。

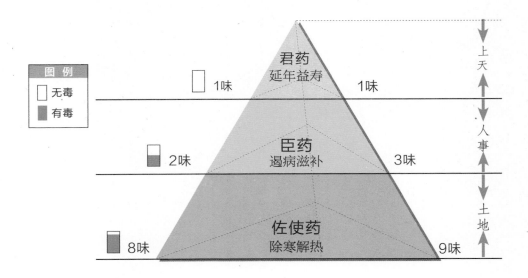

中药的气味阴阳

◈ 气味阴阳，是指药物四气、五味和升降浮沉的阴阳属性。四气中的热、温属阳；寒、凉属阴。五味中的辛、甘属阳；酸、苦、咸属阴。升、浮属阳；沉、降属阴。《素问·阴阳应象大论》："辛甘发散为阳，酸苦涌泄为阴。"

《素问·阴阳应象论》记载：阳气积聚在上为天，阴气积聚在下为地。阴性柔和而安静，阳性刚强而躁动；阳主孕育，阴主成长；阳主肃杀，阴主收藏。阳化生清气，阴凝聚成形。饮食五味滋养了形体，形体又依赖于元气的充养。

五味之气生成阴精，阴精又靠气化生成。五味太过会损伤形体，元气太过则耗损阴精。阴精能化生人体的元气，饮食五味太过又耗伤人体的元气。阴性沉下，故味出于下窍；阳性升浮，故气出于上窍。清阳之气循行于肌肤腠理，浊阴之气向内归藏于五脏；清阳之气充实四肢肌肉，浊阴之气内走于六腑。味属阴，味厚者为纯阴，而味薄者为阴中之阳；气属阳，气厚者为纯阳，气薄者为阳中之阴。味厚者能泻下，味薄者则通利；气薄者能宣泄，气厚者则助阳。五味中，辛、甘味发散为阳，酸苦涌泻为阴；咸味涌泻为阴，淡味渗泻为阳。六者或收或散，或缓或急，或润或燥，或软或坚，须根据各自功能而使用，从而调节机体平衡。

李杲说：味薄的能通利，像酸、苦、咸、平这些；味厚的能下泻，像咸、苦、酸、寒这些。气厚的能发热，像辛、甘、温、热这些；气薄的能渗泻，像甘、淡、平、凉这些。渗指微出汗，泻指通利小便。又说：药有温、凉、寒、热之气，辛、甘、淡、酸、苦、咸之味，还有升、降、沉、浮的区别，厚、薄、阴、阳之间的不同。一种药物之内，气味兼有，理性具存。或气相同而味不同，或味相同而气有异。气像天，温热的为天之阳，寒凉的为天之阴；天有阴、阳、风、寒、暑、湿、燥、火，三阴、三阳的规律与之对应。味像地，辛、甘、淡的为地之阳，酸、苦、咸的为地之阴；地有阴、阳，金、木、水、火、土，生、长、化、收、藏与之呼应。气味薄的，轻清上升而形成天象，因为它源于天而亲上。气味厚的，重浊下沉而形成地貌，因为它源于地而亲下。

气味阴阳生生不息

　　阴与阳是一个相对的概念，它的内涵极其丰富，无论是具体的还是抽象的，大的还是小的，都可以划分出阴与阳。药的五味也不例外，五味中，辛、甘味发散为阳，酸、苦涌泄为阴，咸味涌泄为阴。

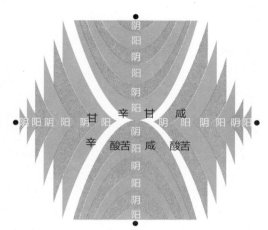

药物的升降浮沉

　　传统中医认为，药物对人体的作用有不同的趋向性，并称其为升降沉浮。升，即上升提举，趋向于上；降，即下达姜逆，趋向于下；浮，即向外发散，趋向于外；沉，即向内收敛，趋向于内。药物的升降沉浮与四气五味相关。一般来讲，凡味属辛、甘的，气属温、热的药物，大多为升浮药，如麻黄、升麻、黄芪等；凡味属苦、酸、咸，性属寒、凉的药物，大多为沉降药，如大黄、芒硝、山楂等。

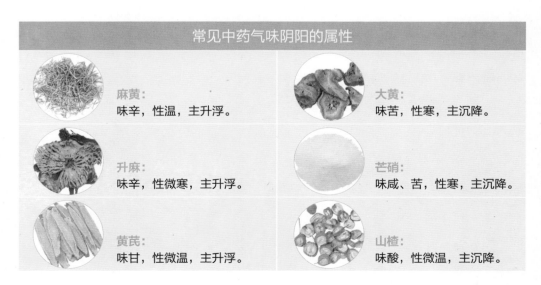

常见中药气味阴阳的属性	
麻黄： 味辛，性温，主升浮。	大黄： 味苦，性寒，主沉降。
升麻： 味辛，性微寒，主升浮。	芒硝： 味咸、苦，性寒，主沉降。
黄芪： 味甘，性微温，主升浮。	山楂： 味酸，性微温，主沉降。

中药的五味

❀ 中药的五味，是指药物具有酸、苦、甘、辛、咸五种不同的味道，因而具有不同的治疗作用。如酸味可收敛固涩、增进食欲、健脾开胃，苦味可燥湿、清热、泻实，甘味能补养身体、缓和痉挛、调和性味，辛味能祛风散寒、舒筋活血、行气止痛，咸味能软坚散结、滋润潜降。

①酸: 作用：能收敛固涩、生津开胃、止汗、久咳不愈、遗精滑精。

对应的部位：肝。

典型中药材：乌梅、五倍子、五味子、山楂等。

温馨提示：多食容易损伤筋骨；感冒发热患者慎用或配伍解表药同用。

②苦: 作用：具清热泻火、解毒、除烦、通泄大便等作用，治疗咳喘、呕恶等。

对应的部位：心。

典型药材：黄连、大黄、黄芩、杏仁、白果、栀子、青果等。

温馨提示：多服用容易导致消化不良，虚寒者慎用。

③甘: 作用：补虚止痛、缓和药性、调和脾胃、理顺正气。

对应的部位：脾。

典型药材：人参、甘草、红枣、淮山、熟地等。

温馨提示：多服用容易发胖、伤及牙齿；上腹胀闷、体胖肥盛者慎用。

④辛: 作用：发散风寒、行气行血，治疗风寒表证，感冒发烧、头痛身重。

对应的部位：肺。

典型中药材：薄荷、木香、川芎、茴香、紫苏、白芷、花椒、肉桂等。

温馨提示：辛散燥热，食用过多容易耗费体力，损伤津液，从而会导致便秘、火气过大、痔疮等。阴虚火旺者忌用。

⑤咸: 作用：泻下通便、软坚散结、消肿，用于大便干结、消肿瘤、结核等。

对应的部位：肾。

典型药材：芒硝、鳖甲、牡蛎、龙骨、草决明等。

温馨提示：脾肾阳虚，腹泻便溏者慎用。

五味五行对应图

　　五行相生相克，生生不息，五行又生五味，五味对五脏各有其有利的作用。木气生酸味，火气生苦味，土气生甘味，金气生辛味，水气生咸味。气味相合而服用，能补精益气。这就是五味对五脏各有其利的作用，要根据四季、五脏的不同，五味随病症相配合，才适宜。

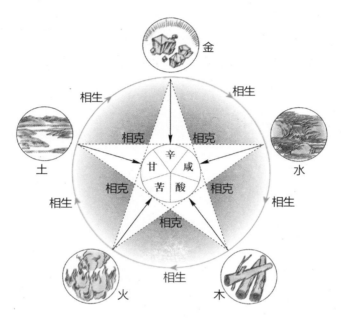

五味宜忌表

五味宜忌	具体内容
五欲	肝欲酸，心欲苦，脾欲甘，肺欲辛，肾欲咸
五宜	青色宜酸，赤色宜苦，黄色宜甘，白色宜辛，黑色宜咸
五禁	肝病禁辛，心病禁咸，脾病禁酸，肺病禁苦，肾病禁甘
五走	酸走筋，苦走骨，甘走肉，咸走血，辛走气
五伤	酸伤筋，辛胜酸。苦伤气，咸胜苦。甘伤肉，酸胜甘。辛伤皮毛，苦胜辛。咸伤血，甘胜咸
五过	味过于酸，肉坚厚、皱缩且唇裂。味过于苦，皮肤枯槁而毛发脱落。味过于甘，脸色黑，肾气不平，胃痛。味过于辛，筋脉阻绝，筋急而手足干枯。味过于咸，肌肉瘦削萎缩，心气抑郁不舒

药方的组成变化

☼ 方剂的组成在遵循君、臣、佐使的原则下，还要结合患者的实际情况，比如患者的性别、年龄、体质、病情、气候等，所以组方在遵循固有原则的前提下还要有极大的灵活性。在组方时，根据患者的实际情况，做到"师其法而不泥其方"，必须十分重视剂型增减变化、药量增减变化和药味增减变化，只有这样才能让方剂的功用发挥到最佳的效果。

剂型增减变化

剂型增减变化是指根据病情的轻重缓急，在药味和药量不变的前提下，通过更换剂型来使药性得到进一步发挥的一种变化形式，原方的功效、主治不会发生很大的改变。例如：人参汤与理中丸，两方组成、用量完全相同，前者煎制为汤剂，主治胸痹，心胸痞闷，气从胁下上逆抢心，虚寒较重，病情急，汤剂可以把药效发挥得更快；后者用蜜调制成如鸡子大小的药丸，主治虚寒，脘腹疼痛，病后喜唾，病势较缓，服用药丸后，病患完全可以慢慢治愈。

药量增减变化

药量增减变化是指药味不变，由于药量变化，其药力有大小之分，配伍关系有君臣佐使之变，功用、主治各有所异。它的表现形式有两种：一种是指药量的增减变化没有改变原方的配伍关系，其功用、主治与原方保持不变；另一种是指药量的增减变化改变原方的配伍关系，其功用、主治与原方发生变化。例如：厚朴三物汤和小承气汤，二者都是由厚朴、大黄、枳实三味药组成的，但厚朴三物汤则以厚朴240克为君，枳实五枚为臣，大黄120克为佐使，其功用为行气消满，主治气滞腹满，大便不通；而小承气汤以大黄120克为君，枳实三枚为臣，厚朴60克为佐使，其功用则为攻下热结，主治阳明里热结实证的潮热，大便秘结，胸腹痞满，舌苔糙黄。

药味增减变化

方剂是由药物组成的，药物是决定方剂功用的主要因素。故方剂中药味的增减，必然使方剂的功效发生变化。药味增减变化可分为两种形式：佐使药的加减，功效基本不变，主治与原方基本相同；臣药的加减，会使方剂功效、主治发生根本变化。这方面的例子有很多，就不在此一一举例。

剂型变化对比

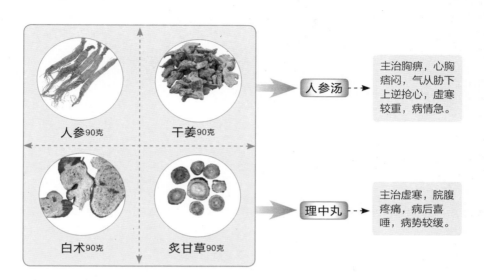

人参 90克	干姜 90克	
白术 90克	炙甘草 90克	

人参汤 → 主治胸痹，心胸痞闷，气从胁下上逆抢心，虚寒较重，病情急。

理中丸 → 主治虚寒，脘腹疼痛，病后喜唾，病势较缓。

药量变化对比

方剂名称	药物用量与伍配			功用	主治
	君	臣	佐使		
小承气汤	大黄 120克	枳实 3枚	厚朴 60克	攻下热结	主治阳明里热结实证的潮热，大便秘结，胸腹痞满，舌苔糙黄
厚朴三物汤	厚朴 240克	枳实 5枚	大黄 120克	行气消满	主治气滞腹满，大便不通

中草药的鉴别

✿ 药材的真假、质量的好坏，会直接影响临床应用的效果和患者的生命安全，所以中药材的鉴别有十分重要的意义。中药材的经验鉴别是非常实用的好方法，但要能正确鉴别药材的真伪优劣，还需要多年经验的不断积累，需要对中药知识的不断充实，才能准确认药。

眼观

看表面。不同种类的药材由于用药部位的不同，其外形特征会有所差异。如根类药材多为圆柱形或纺锤形，皮类药材则多为卷筒状。

看颜色。我们可以通过对药材外表颜色的观察，分辨出药材的品种、产地和质量的好坏。比如，黄连色要黄，丹参色要红，玄参色偏黑等。

看断面。很多药材的断面都具有明显的特征。比如黄芪的折断面纹理呈"菊花心"样，杜仲在折断时更有胶状的细丝相连等等。

手摸

手摸法。用手感受药材的软硬，例如：盐附子质软，而黑附子则质地坚硬。

手捏法。用手感受药材的干湿、黏附。例如：天仙子手捏有黏性。

手掂法。用手感受药材的轻重，疏松还是致密。如荆三棱坚实体重，而泡三棱则体轻。

鼻闻

直接鼻嗅法。将草药靠近鼻子闻它的气味。例如：薄荷的香、阿魏的臭等。

蒸汽鼻嗅法。将草药放入热水中浸泡，犀角有清香而不腥，水牛角略有腥气。

揉搓鼻嗅法。因有些草药的气味微弱，我们可以将它揉搓后再闻味。例如：鱼腥草的腥味，细辛的清香味等。

口尝

鉴别药材不仅可通过气味，还可以通过"味感"，味分为辛、甘、酸、苦、咸五味，如山楂的酸、黄连的苦、甘草的甜等。

水试和火试

有些药材放在水中，或用火烧一下会产生特殊的现象。如熊胆的粉末放在水中，会先在水面上旋转，然后成黄线下沉而不会扩散。麝香被烧灼时，会产生浓郁的香气，燃尽后留下白色的灰末。

▶▶▶ 姜黄的鉴别

　　根茎不规则卵圆形、圆柱形，常弯曲，长2~7厘米，直径1~3厘米，表面棕黄色，粗糙，有皱缩纹理和明显环节，并有须根，质坚实，断面棕黄色或金黄色。

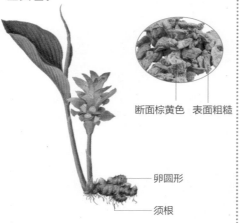

断面棕黄色　　表面粗糙

卵圆形

须根

▶▶▶ 枸杞的鉴别

　　枸杞呈类纺锤形，略扁，表面鲜红色或暗红色。果皮柔韧、皱缩，果肉厚，柔润而有黏性，种子多于20粒，味甜微酸。

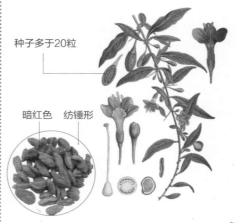

种子多于20粒

暗红色　　纺锤形

▶▶▶ 百合的鉴别

　　鳞茎，鳞茎阔卵形或披针形，白色或淡黄色，直径由6~8厘米的肉质鳞片抱合成球形，外有膜质层，多数须根生于球基部。

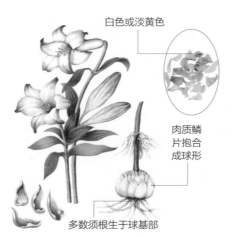

白色或淡黄色

肉质鳞片抱合成球形

多数须根生于球基部

▶▶▶ 当归的鉴别

　　外皮细密，表面黄棕色至棕褐色，具纵皱纹及横长皮孔。根头具环纹，上端圆钝，上粗下细，多扭，有少数须根痕。

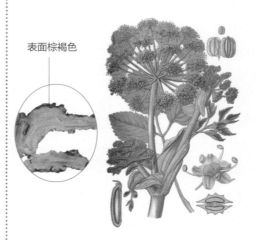

表面棕褐色

中药的煎煮及服用

❀ 煎药给药法已有两千多年的历史。汤剂是中医临床上应用最早、最广泛的剂型。煎药的目的，是把药物里的有效成分，经过物理、化学作用（如溶解、扩散、渗透等），转入到汤液里去。

用具

中药汤剂的质量与选用的煎药器具有密切的关系。现在仍是以砂锅为好，因为砂锅的材质稳定，不会与药物成分发生化学反应。此外，也可选用搪瓷锅、不锈钢锅和玻璃容器。

用水

现在大都是用自来水、井水、泉水来熬药，只要水质洁净即可。自来水只要符合国家规定的饮用标准就可以了，如果考虑到残余氯的问题，将自来水在容器内放置数小时再用来煎药，即可明显减少氯的含量。

温度

温度是煎药时使中草药有效成分析出的重要因素。最好是在煎药前，先用冷水将中草药浸泡30分钟左右，再用小火煎药，可使蛋白质慢慢析出，这样药性可不被破坏，水分也不会很快被煎干。

时间

因药性不同而长短不一，一般以30分钟左右为宜。但发汗药、挥发性药只要20分钟（大约在水沸后再煮5分钟左右）就够了。

次数

中草药汤剂，每剂一般需煎两次（第一次的药液叫"头汁"，第二次的叫"二汁"）。头汁的加水量以盖过药面为宜；二汁的加水量可适当减少一些。对一些较难煎出有效成分的药材则需煎三次。

服药方法有讲究

中药服用方法是否正确，直接影响着药物的治疗效果，因此服用中药应当注意以下几个方面的事项：一是要按照不同的剂型选择不同的服药时间；二是服药次数要遵循医嘱；三是服药冷热要讲究。

煎煮中药

平时在看病拿药之后还应询问医生，按照医嘱煎药服用，不要因为煎药不慎或者服药时间不当而影响疗效。

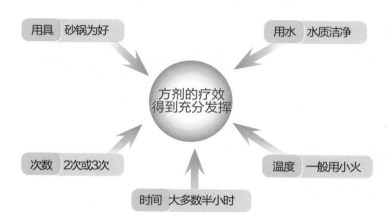

用具 砂锅为好

用水 水质洁净

方剂的疗效得到充分发挥

次数 2次或3次

温度 一般用小火

时间 大多数半小时

服药方法有讲究

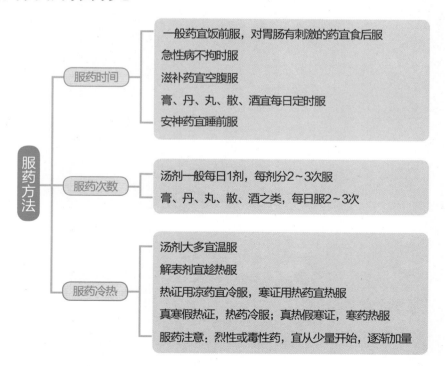

服药方法

服药时间
一般药宜饭前服，对胃肠有刺激的药宜食后服
急性病不拘时服
滋补药宜空腹服
膏、丹、丸、散、酒宜每日定时服
安神药宜睡前服

服药次数
汤剂一般每日1剂，每剂分2~3次服
膏、丹、丸、散、酒之类，每日服2~3次

服药冷热
汤剂大多宜温服
解表剂宜趁热服
热证用凉药宜冷服，寒证用热药宜热服
真寒假热证，热药冷服；真热假寒证，寒药热服
服药注意：烈性或毒性药，宜从少量开始，逐渐加量

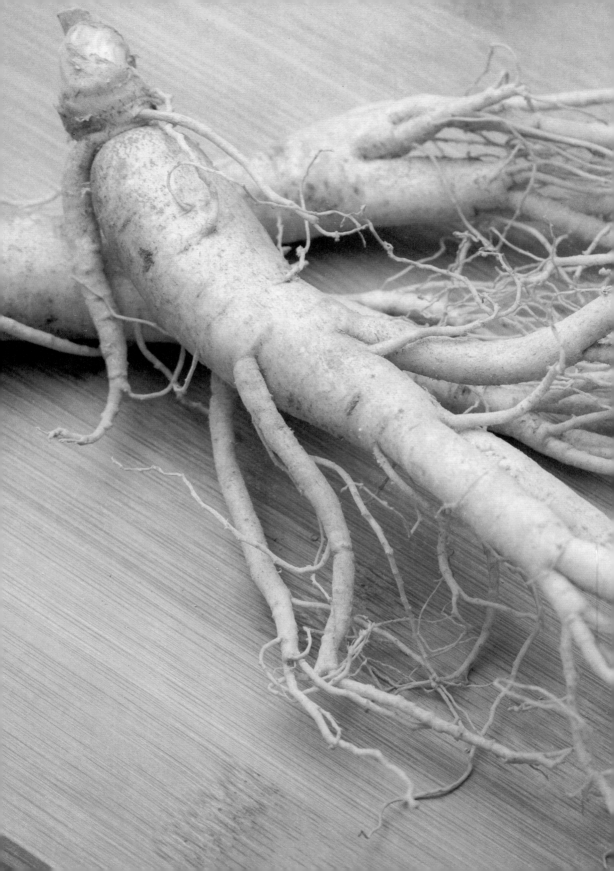

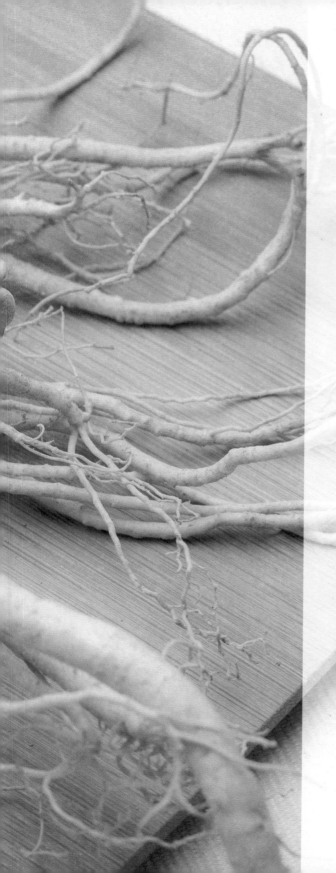

第二章

调养五官

中医诊病，一向讲究『望、闻、问、切』四个方法。『望』就是观察患者的身体状况，包括脸色红润或者暗沉、眼睛是否有神。通过五官所传递的信息，就可以知道你的身体是不是健康，足见五官保养的重要。而五官之中的眼睛，是人类的灵魂之窗，更不可以忽视其平常的调养。

精选 调养
中药

草部/隰草类

决明

☼ 决明子也叫马蹄决明、草决明、石决明等，以明目的功效著称。草决明即青葙子，也就是陶弘景所说的萋蒿。

决明小档案

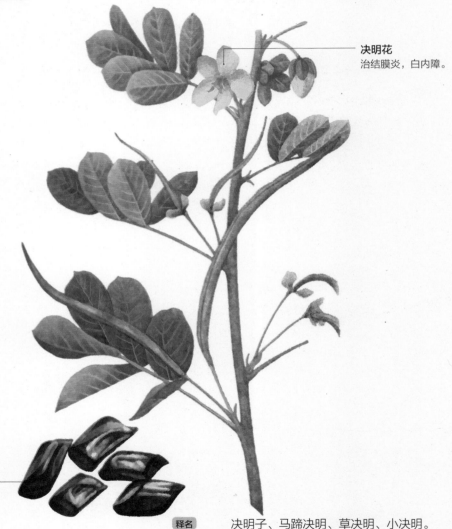

决明花
治结膜炎，白内障。

决明子
治视物不清，眼睛混浊。

释名	决明子、马蹄决明、草决明、小决明。
性味	味咸，性平，无毒。
有效成分	蛋白质、蒽醌类物质、脂肪酸等。
临床应用	青盲、雀目（青盲是外观正常，但不见物；雀目是夜盲之意），目赤肿痛、头风热痛。

医家评说

《神农本草经》治视物不清，眼睛混浊，结膜炎，白内障，眼睛发红、疼痛、流泪，久服令人眼明亮，轻身。

《名医别录》治唇口青。

《日华子诸家本草》助肝气，益精。用水调末外涂，消肿毒。熏太阳穴，可治头痛。贴印堂，止流鼻血。作枕头，可治头风且有明目的作用，效果比黑豆好。

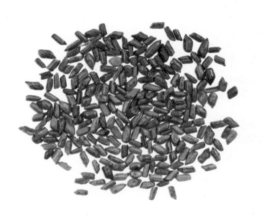

形态特征

羽状复叶有小叶六片，叶柄无腺体，在叶轴的二小叶之间有一腺体；总花梗极短；荚果为线形，种子多数为菱形，淡褐色，有光泽。

药理延伸

● 《物类相感志》载，在园中种决明，蛇不敢入。《丹溪心法》说决明解蛇毒即源于此。

● 治肝热风眼赤泪。

● 益肾、解蛇毒。

良品严选

马蹄决明茎高三四尺，叶比苜蓿叶大而叶柄小，叶尖开叉，角中有籽数十颗，形状像马蹄，青绿色，是治眼疾的最佳药物。

功效

清肝明目，降压，润肠。

养生药膳

养肝明目+通便+益肾

菊花决明子茶

材料：
决明子15克、红枣15颗、黑糖10克、菊花10克。

做法：

❶ 红枣洗净，切开去除枣核；决明子、菊花各自洗净，沥水，备用。

❷ 决明子与菊花先加水800毫升，以大火煮开后转小火再煮15分钟。

❸ 待菊花泡开、决明子熬出药味后，用滤网滤净残渣，加入适量黑糖，搅拌、调匀即可。

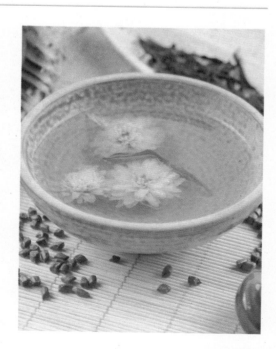

精选 调养
中药

草部/隰草类

艾

❀ 凡用艾叶，必须用陈久的，通过修治使它变细软，称作熟艾。如果用生艾炙火，则容易伤人的肌脉。

艾小档案

艾叶
灸百病。

艾果实
明目，疗一切鬼气。

释名	冰台、医草、黄草、艾蒿。
性味	味苦，性微温，无毒。
有效成分	挥发油、黄酮类化合物等。
临床应用	流行伤寒，温病头痛，壮热脉盛，中风口歪，中风口噤，脾胃冷痛，蛔虫心痛如刺、口吐清水，久痢，盗汗不止。

医家评说

明朝医学家·李时珍 艾叶味苦而辛，生艾性温，熟艾性热，可升可降，属阳。入足太阴、厥阴、少阴经。与苦酒、香附相使。

《名医别录》 艾叶灸百病。也可煎服，止吐血下痢，阴部生疮，妇女阴道出血。能利阴气，生肌肉，辟风寒，使人有子。

《日华子诸家本草》 艾实壮阳，助肾强腰膝，暖子宫。

形态特征

多年生草本，地下根茎分支多。外被灰白色软毛，叶片呈卵状椭圆形，边缘具粗锯齿，正面深绿色，稀疏白色软毛，背面灰绿色，有灰色绒毛。

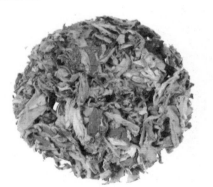

药理延伸

● 凡用艾叶以陈久为佳，透过修治使它变细软，称作熟艾。如果用生艾炙火，则容易伤人肌脉。所以孟子说："患七年的病，求三年的陈艾。"

● 艾叶主鼻血下血，脓血痢，水煮或制成丸、散皆可。

● 艾叶止崩血、肠痔血，治金疮，止腹痛，安胎。用苦酒作煎剂，治癣极为有效。捣汁饮，治心腹一切冷气。艾实主治明目，疗一切鬼气。

良品严选

此草多生长在山上及平原。二月生苗，成丛状。它的茎直生，为白色，高四五尺。叶向四面散开，形状像蒿，分为五尖，桠上又有小尖，叶面青色而背面是白色，有茸毛，柔软而厚实。

功效

回阳，理气血，逐湿寒，止血安胎。

养生药膳

调理气血+增强记忆

艾叶煮鸡蛋

材料：
艾叶10克、鸡蛋2个。

做法：
❶ 将艾叶加水熬煮至出色。
❷ 加入鸡蛋一起炖煮。
❸ 待鸡蛋壳变色即可食用。

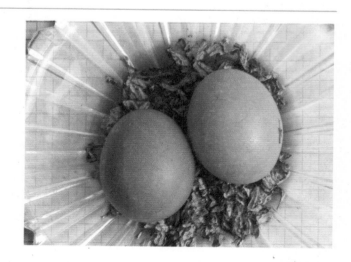

精选 调养
中药
草部/山草类

人参

❋ 人参生长时间长了，根会逐渐长成人形，有神，故称为人薓、神草。薓是浸字，有逐渐之意，后世因字繁，简便起见，便用参、星等字代替。

人参小档案

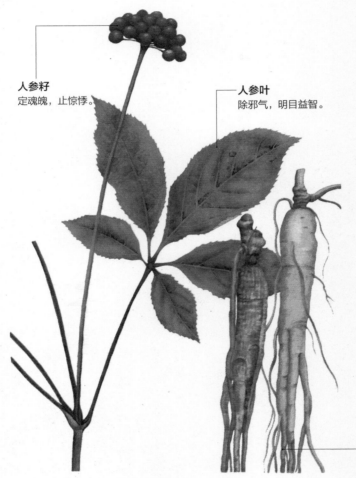

人参籽
定魂魄，止惊悸。

人参叶
除邪气，明目益智。

人参根
除邪气，明目益智。
久服可轻身延年。

释名	黄参、血参、人衔、鬼盖、神草、土精、地精、海腴、皱面还丹。
性味	味甘，性微温，无毒。
有效成分	人参皂苷、挥发油、氨基酸、维生素等。
临床应用	胸闷心痛，脾胃气虚，开胃化痰，不能消化，易饥不能食、胃虚恶心或呕吐有痰，胃寒呕吐或食入即吐，霍乱吐泻，烦躁不止，产后便秘，肺虚久咳，碧血不止，小儿惊痫，瞳斜，治男女一切虚证，发热自汗，眩晕头痛，疟疾。

《名医别录》 治胃肠虚冷，心腹胀痛，胸胁逆满，霍乱吐逆。能调中，止消渴，通血脉，破坚积（意即在胃、肝脏以及子宫中所形成的硬块），增强记忆力。

隋唐名医甄权 主五劳七伤，虚损瘦弱，止呕哕，补五脏六腑，保中守神。消胸中痰，治肺萎及痈疾，冷气逆上，伤寒不下食，凡体虚、梦多而杂乱者宜加用人参。

《日华子诸家本草》 消食开胃，调中治气，杀金石药毒。

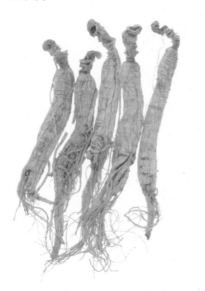

形态特征

主根肥大、肉质，呈圆柱形或纺锤形，长15～25厘米不等，表皮为黄白色。

药理延伸

● 人参性味甘温，能补肺中元气，肺气旺则四脏之气皆旺，精自生而形体自盛，这是因肺主气的缘故。张仲景说："病人汗后身热、亡血、脉沉迟者，或下痢身凉，脉微血虚者，并加人参。"而人参得黄芪、甘草，乃甘温除大热，泻阴火，补元气，又为疮家圣药。此外，还有除烦之功。

● 用沙参代替人参，是取沙参的甘味。但人参补五脏之阳，沙参补五脏之阴，其实是有差别的。虽说都是补五脏，但也须各用本脏药相佐。

良品严选

人参体实有心，味甘、微带苦味，余味无穷。秋冬季采挖的人参坚实，春夏季采挖的虚软，与产地不同而有虚实之分无关。辽参连皮的色泽黄润像防风，去皮的坚实色白如粉。而假人参都是用沙参、荠苨、桔梗的根来伪造，不可不察。

功效

大补元气，宁身益智，益气生津，补虚扶正，延年益寿。

养生药膳

健脾益胃+强壮身体

人参鹌鹑蛋

材料：
人参7克、黄精10克、鹌鹑蛋12个、盐、白糖、麻油、味精、淀粉、高汤、酱油等各适量。

做法：

❶ 将人参炖煮后取滤液，再将黄精水煎后取滤液，与人参液调匀。鹌鹑蛋煮熟去壳，一半与黄精、盐、淀粉、味精腌渍15分钟。

❷ 另起锅，将鹌鹑蛋和调好的汁一起下锅翻炒，放入高汤、白糖、酱油，再加入腌渍好的鹌鹑蛋，淋麻油即可出锅。

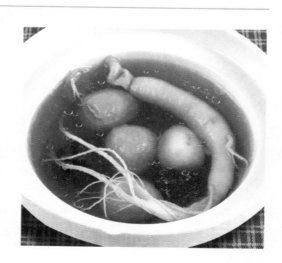

精选 调养
中药
草部/山草类

防风

❀ 防，御的意思。它的作用以治风为要，所以叫防风。屏风是防风的隐语。称芸、茴，是因为它的花像茴香，气味像芸蒿、兰。

防风小档案

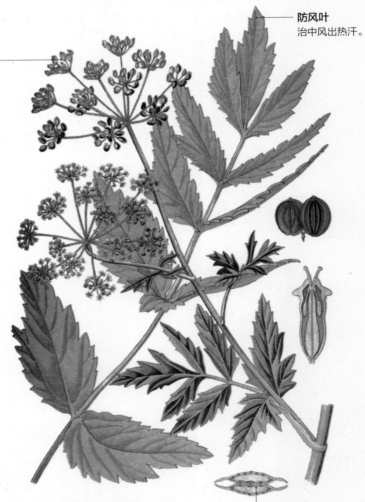

防风叶
治中风出热汗。

防风花
治四肢拘急，不能走路，经脉虚弱，骨节间痛，心腹痛。

防风籽
治风证力强，可调配食用。

释名	铜芸、茴芸、茴草、屏风、百枝、百蜚。
性味	味甘，性温，无毒。
有效成分	挥发油、甘露醇等。
临床应用	自汗不止，盗汗，消风顺气、治老年人便秘，偏正头痛，小儿囟门久不闭合，妇人崩漏。

医家评说

《神农本草经》主风邪所致的视物不清，风行周身，骨节疼痛，烦满，久服身轻。

《名医别录》疗胁痛，肝风，头风，四肢挛急，破伤风。

《日华子诸家本草》治三十六种风病，男子一切劳伤，能补中益神，治疗目赤肿痛，遇风流泪及瘫痪，通利五脏关脉，治五劳七伤，盗汗，心烦体重，能安神定志，调匀气脉。

形态特征

主高30～80厘米，全体无毛。根粗壮，茎基密生褐色纤维状的叶柄残基。

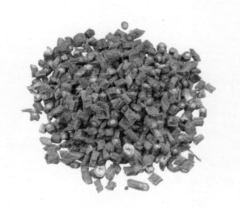

药理延伸

● 甘防风，治风通用。治上半身风证，用防风身；治下半身风证，用防风梢。防风是治风祛湿的要药，因风能胜湿。它还能泻肺实，如误服会泻人上焦元气。防风治周身疼痛，药效较弱，随配伍引经药而至病所，是治风药中的润剂。如果补脾胃，非防风引用不可。

● 防风与葱白同用，能行全身气血；与泽泻、本同用，能治风病；与当归、芍药、阳起石、禹余粮同用，能治疗妇人子宫虚冷。防风畏草，能解附子毒，恶藜芦、白敛、干姜、芫花。

● 防风又行足阳明、太阴二经，为肝经气分药。

良品严选

此药草的作用以治风为要，所以叫防风。称芸、茴，是因为它的花像茴香，气味像芸蒿、兰。江淮一带所产的大多是石防风，生长在山石之间。二月采其嫩苗做菜，味辛甘而香，称作珊瑚菜。它的根粗、外形丑，籽可作为种子。明朝吴绶说，凡入药以黄色润泽的防风为佳，白的多沙条，不能用。

功效

解表祛风，胜湿，止痉。

养生药膳

益气补血+壮阳

防风甘草鱼汤

材料:

防风5克、甘草5克、白术10克、红枣3颗、黄芪9克、虱目鱼肚1片、芹菜少许、盐、味精、淀粉各适量。

做法:

❶ 将虱目鱼肚洗净，切成薄片，放少许淀粉，轻轻搅拌均匀，腌渍20分钟，备用。

❷ 药材洗净、沥干，备用。锅置火上，加入清水，将药材与虱目鱼肚一起煮，用大火煮沸，再转入小火续熬至味出时，放适量盐、味精调味，起锅前加入适量芹菜即可。

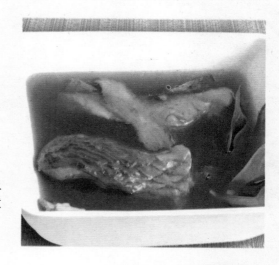

精选 调养
中药
草部/山草类

茺蔚

❋ 此草及子都充盛密蔚，故名茺蔚。它不仅对妇人有益，还能明目益精，所以有益母、益明的名称。

茺蔚小档案

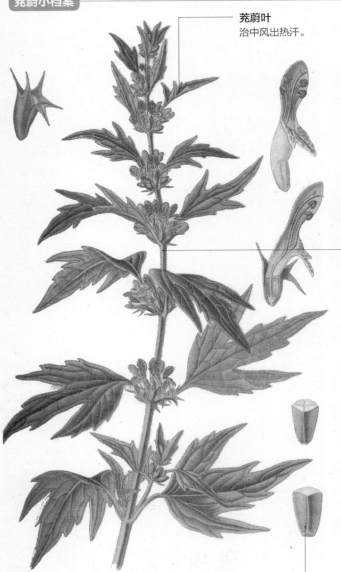

茺蔚叶
治中风出热汗。

茺蔚茎
治荨麻疹，可作汤洗浴。

茺蔚子
主明目益精，除水气，久服轻身。

释名	益母、益明、贞蔚、野天麻、猪麻、郁臭草、苦低草、益母草、土质汗。
性味	叶、茎：性寒。籽：味辛、甘，性微温，无毒。
有效成分	益母草碱、水苏碱、芸香甙、延胡素酸等。
临床应用	治产妇诸疾及内伤淤血，带下赤白，赤白杂痢，新生小儿预防生疥疮。

医家评说

《神农本草经》 主明目益精，除水气，久服轻身。治荨麻疹，可作汤洗浴。

唐代医学家陈藏器 用来作驻颜的药，可令人容颜光泽，除粉刺。

明朝医学家李时珍 活血破血，调经解毒。治流产及难产，胎盘不下，产后大出血、血分湿热、血痛，非经期大出血或出血不断，尿血、泄血，疮痂痔疾，跌打后内伤淤血，大小便不通。

形态特征

茺蔚呈三棱形。表面呈灰棕色至灰褐色，有深色斑点，一端稍宽，呈平截状，另一端渐窄而钝尖。果皮薄，子叶类呈白色，富油性。无臭，味苦。

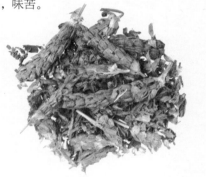

药理延伸

● 茺蔚子味甘微辛，性温，茺蔚开白花者入气分，开紫花者入血分。能治疗妇女经脉不调及胎产一切血气诸病，是一种非常好的药物，但医方中很少知道此应用方式。

● 茺蔚（益母草）的根、茎、花、叶、实，都可以入药。如治手、足厥阴血分风热，明目益精，调女人经脉，则单用茺蔚子为佳。如果治肿毒疮疡，消水行血，妇人胎产诸病，则适宜一同使用。其根茎花叶专于行，而子则是行中有补的作用。

良品严选

茺蔚在近水湿处生长繁茂。初春生苗，像嫩蒿，到夏天长至三四尺高，茎是方的，像麻黄茎。它的叶子像艾叶，但叶背为青色，一梗有三叶，叶子有尖尖的分叉。此草一寸左右长一节，节节生穗，丛簇抱茎。四五月间，穗内开小花，花为红紫色，也有淡白色的。每个花萼内有细子四粒，大小像茼蒿子，有三棱，为褐色。其草生长期间有臭气，夏至后即枯萎，根为白色。

功效

活血调经，清肝明目。

养生药膳

温肾固精+清热

五子下水汤

材料：
茺蔚子、蒺藜子、覆盆子、车前子、菟丝子各10克，鸡内脏（含鸡肺、鸡心、鸡肝）、姜丝、葱丝、盐各适量。

做法：

① 将所有鸡内脏洗净、切片备用；姜洗净、切丝；葱去根须，洗净，切丝。

② 将药材放入纱布包中，扎紧，放入锅中；锅中加适量水，至水盖住所有材料，用大火煮沸，再转成文火继续炖煮约20分钟。

③ 转中火，放入鸡内脏、姜丝、葱丝等调味，待汤沸后，加入盐调味即可。

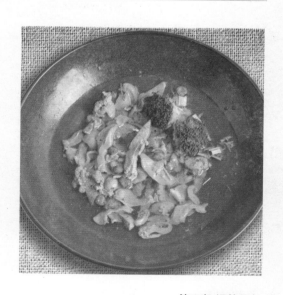

精选 调养
中药
草部/山草类

黄精

❀ 黄精为服食要药，仙家认为它属于芝草一类，因吸取了坤土的精粹，故叫它黄精。

黄精小档案

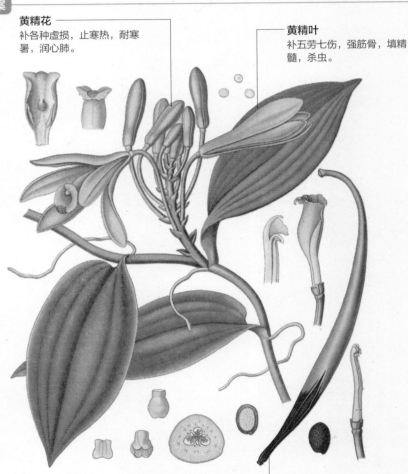

黄精花
补各种虚损，止寒热，耐寒暑，润心肺。

黄精叶
补五劳七伤，强筋骨，填精髓，杀虫。

黄精根
补中益气，除风湿，安五脏。久服可轻身长寿耐饥饿。

释名	黄芝、戊己芝、菟竹、鹿竹、仙人余粮、救穷草、米铺、野生姜、重楼、鸡格、龙衔、垂珠。
性味	味甘，性平，无毒。
有效成分	黄精多糖、低聚糖、氨基酸等。
临床应用	补肝明目，补益精气，用于脾胃虚弱、体倦乏力。

医家评说

《名医别录》补中益气，除风湿，安五脏。

《本经逢原》宽中益气，使五脏调和，肌肉充盛，骨髓坚强，皆是补阴之功。

《食医心境》利肺气，和中，明目，止痛。

《日华子诸家本草》治蛇虫咬、狂热温疾、毒箭。

形态特征

根茎横生，肥大肉质，呈黄白色，略呈扁圆形。

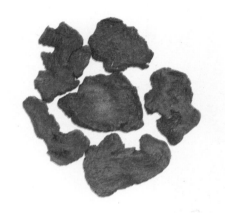

药理延伸

● 黄精是补黄宫的上品。土为万物之母，母体得到补养，则水火相济，木金交合，各种邪气自然祛除，百病不生。

● 灾荒年月，黄精可当作粮食食用，故称米铺。

● 在肥沃土地中生长的黄精，如拳头般大；在贫瘠土地中生长的黄精，如拇指般大小。葳蕤的肥根，很像很小的黄精，二者的肌理形色，非常相像。但现在将黄连与黄精相比较，其实并不相同。黄精叶像柳，黄连叶像柿叶。

良品严选

黄精是服食要药，仙家认为它属于芝草一类，因为它吸取了坤土的精华，故名黄精。黄精在山中野生，也可将根劈成二寸长，稀疏地种植在土里，一年后便可生得极为茂密。黄精叶形似竹叶但不尖，有两叶、三叶、四叶、五叶，皆是对节生长。其根横着长，状似葳蕤。一般多采摘其苗，煮熟后淘去苦味食用，称笔管菜。

功效

补气养阴，健脾益肾。

养生药膳

润心肺+强筋骨+健脾胃

黄精蒸土鸡

材料：

黄精、党参、山药各30克，土鸡1只（重约1000克），姜、川椒、葱、盐、味精各适量。

做法：

❶ 将土鸡洗净剁成1寸见方的小块，放入沸水中烫3分钟。

❷ 将土鸡装入汽锅内，加入葱、姜、盐、川椒、味精，再加入黄精、党参、山药，盖好汽锅，放入蒸锅蒸3小时即成。

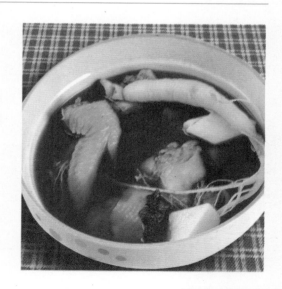

精选 调养
中药
草部/隰草类

牛蒡

✿ 牛蒡古人种子，用肥沃的土壤栽培。剪嫩苗淘洗干净当蔬菜吃，挖根煮后晒干做成果脯，说是对人很有好处，现代人也开始吃了。

牛蒡小档案

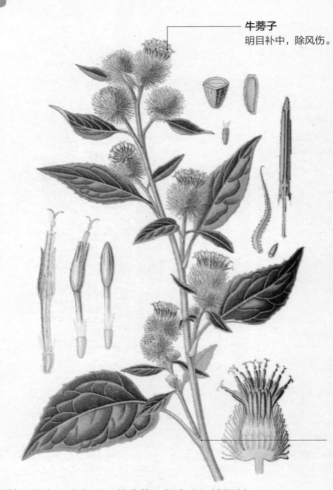

牛蒡子
明目补中，除风伤。

牛蒡根茎
主伤寒寒热出汗，中风面肿，口渴，尿多。

释名	鼠粘、恶实、大力子、蒡翁菜、便牵牛、蝙蝠刺。
性味	籽：味辛，性平，无毒。根茎：味苦，性寒，无毒。
有效成分	牛蒡子苷、脂肪油、维生素A、维生素B_1、生物碱等。
临床应用	牛蒡子：风热浮肿、咽喉闭塞，痰厥头痛（症状：头痛、眩晕、心神不安、语言颠倒、胸闷恶心、烦乱气短、泛吐痰涎、四肢冰冷），悬痈喉痛（生于上颚部的痈疡）。牛蒡根、茎：流行性热病不退、烦躁发渴、四肢无力、不思饮食，喉中热肿，诸疮肿毒，月经不通、腹肋胀痛。

医家评说

《名医别录》 牛蒡子明目补中，除风伤。

唐代医学家陈藏器 治疗风毒肿。

《名医别录》 根茎主伤寒寒热出汗，中风面肿，口渴，尿多。久服会轻身耐老。

隋唐名医甄权 根茎主面目烦闷，四肢不健，能通十二经脉，洗五脏恶气。

形态特征

主茎高的有三四尺。花成丛状，呈淡紫色，果实像枫，但比较小一点；其根粗有如手臂大，长者近一尺，呈浅青灰色。

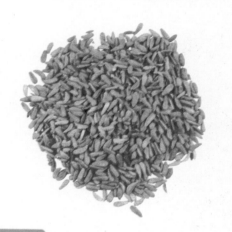

药理延伸

- 牛蒡子功用有四：治风湿，咽喉风热，散诸肿疮疡之毒，利凝滞腰膝之气。
- 根须蒸熟曝干，否则会使人想吐。
- 根做成果脯食用，对身体有益。茎叶宜煮汁酿酒服。冬天可采根，蒸晒后入药。
- 吞一枚，出痈疽根。
- 炒研煎饮，通利小便。
- 润肺散气，利咽膈，去皮肤过敏，通十二经络。
- 消斑疹毒。

良品严选

牛蒡三月长苗，茎高的有三四尺。四月开花成丛状，淡紫色，结的果实像枫，但要小些，花萼上的细刺有百十根攒聚在一起，一个则有几十颗子。其根粗的有手臂大，长的近一尺，为浅青灰色。在七月采籽，十月采根。

功效

疏散风热，宣肺祛痰，利咽通疹，解毒消肿。

养生药膳

益气+利尿消积+增强脑力

补脑益智家常面

材料：

牛蒡、胡萝卜、小白菜各100克，香菇、芹菜各75克，茯苓10克、栀子5克，家常面90克，猪里脊薄片60克。

做法：

1. 全部材料洗净、切块备用。
2. 将胡萝卜、香菇、芹菜、茯苓、栀子、牛蒡等放入锅中，以大火煮沸，再转小火续煮30分钟，即成药膳高汤。
3. 高汤入锅，加入小白菜和猪里脊薄片（事先腌渍过），烧开后放入家常面煮熟即可。

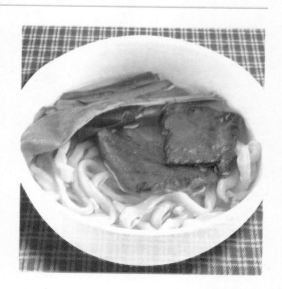

精选 调养
中药

草部/山草类

地榆

☀ 据《外丹方言》记载，地榆也称为酸赭，因它味酸，色如赭，主治功用也相同，所以将《名医别录》中"有名未用"类的酸赭与之合并。

地榆小档案

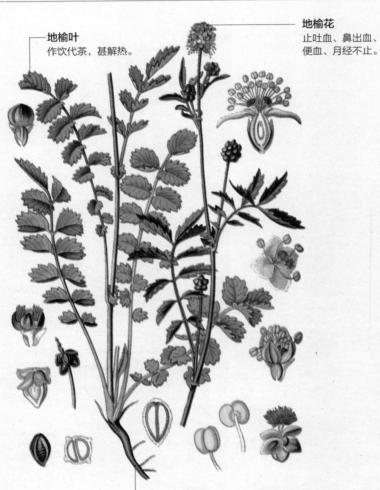

地榆叶
作饮代茶，甚解热。

地榆花
止吐血、鼻出血、便血、月经不止。

地榆根
主产后腹部隐痛，除恶肉，疗刀剑伤。

释名	玉豉、酸赭。
性味	味苦，性微寒，无毒。
有效成分	地榆皂苷、鞣质、维生素A等。
临床应用	吐血及妇人赤白漏下，血痢不止，赤白下痢，久病肠风下血、痛痒不止，长期不愈的便血，虎犬咬伤，小儿湿疮。

医家评说

《神农本草经》 主产后腹部隐痛，带下崩漏，能止痛止汗，除恶肉，疗刀箭伤。

《名医别录》 止脓血，治恶疮热疮，疗产后内塞，可制成膏药用以疗刀箭创伤。能解酒，除渴，明目。

《开宝本草》 治冷热痢疾、疳积（中医上指小孩面黄肌瘦、肚腹膨胀），有很好的效果。

《日华子诸家本草》 止吐血、鼻出血、便血、月经不止、崩漏及胎前产后各种血症，并治水泻。

形态特征

叶子对分长出，呈锯齿状，青色。花像椹子，为紫黑色。根外黑里红，像柳根。

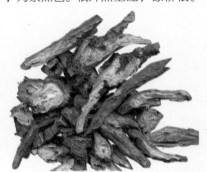

药理延伸

- 地榆除下焦血热，治大、小便出血。如果用来止血，取上半截切片炒用。它的末梢能行血。

- 治疗各种疮，会疼痛的加用地榆，会瘙痒的加用黄芩。

- 治胆气不足。

- 地榆汁酿的酒，可治风痹（症状：肌肤尽痛），且能补脑。将地榆捣汁外涂，用于虎、犬、蛇虫咬伤。

- 其热既清则血自安。且其性主收敛，既能清降，又能收涩。亦为解热止血的药。

良品严选

地榆的老根在三月长苗，初生时铺在地面，独茎直上，高三、四尺，叶子对分长出，像榆叶但窄而细长，呈锯齿状，青色。七月开花像椹，为紫黑色。它的根外黑里红，有点像柳根。据《外丹方言》载：地榆也叫酸赭，因为它味酸，颜色又像赭。现在蕲州当地人把地榆叫作酸赭，又误传赭就是枣，则地榆、酸赭为一种药物，主治功用也相同，所以将《名医别录》中的酸赭与之合并。

功效

凉血止血，解毒敛疮。

养生药膳

滋补肝肾+固精缩尿

地榆烩鳝鱼

材料：
地榆12克，菟丝子12克，鳝鱼250克，肉250克，竹笋10克，黄瓜10克，木耳3克，酱油、味精、盐、水淀粉、米酒、胡椒粉、姜末、蒜末、香油、白糖各适量，蛋清1个，高汤少许。

做法：
1. 将菟丝子、地榆煎两次，过滤取汁；鳝鱼肉切成片，加水、水淀粉、蛋清、盐煨好。
2. 将鳝鱼片放入碗内，放温油中划开，待鱼片泛起，将鱼捞起，再放入所有材料调味即可。

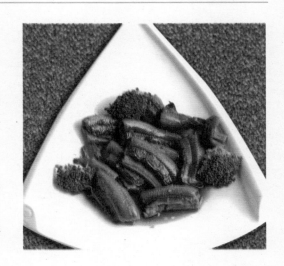

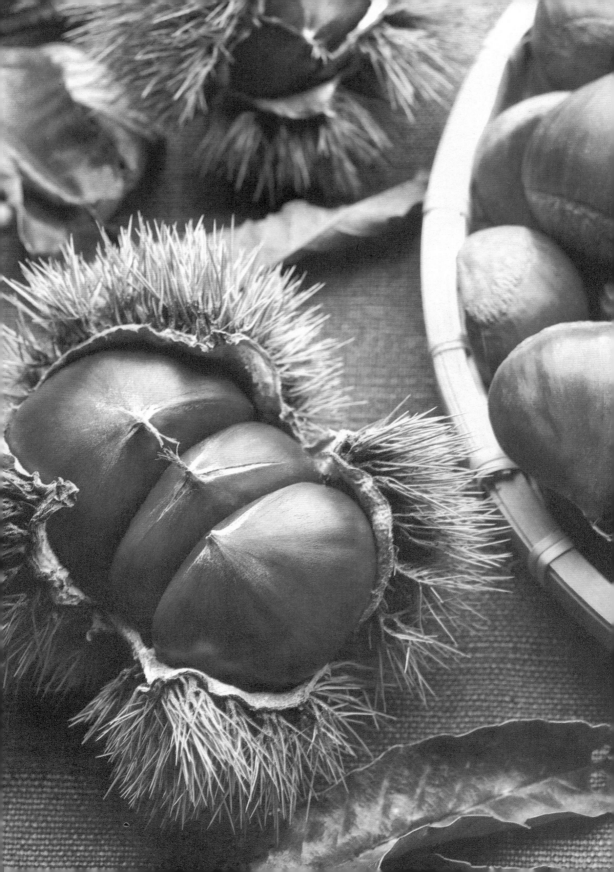

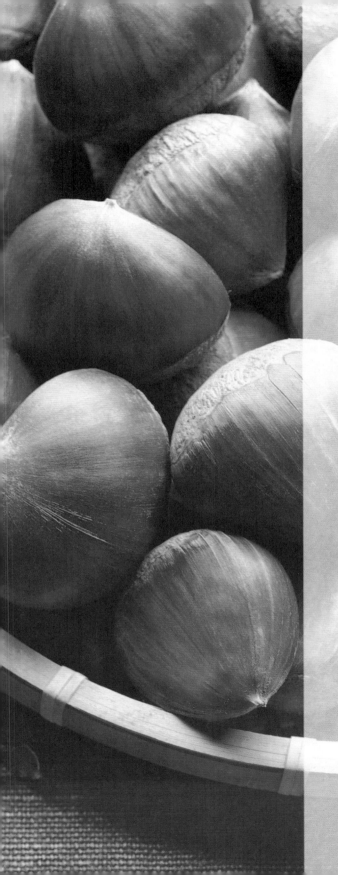

第三章

调养五脏

保养身体，应从最基本的五脏入手。五脏同时可和五味（苦、酸、甘、辛、咸）、五色（赤、青、黄、白、黑）相配合。另外可以相配的还有五行（火、木、土、金、水）、五方（南、东、中央、西、北）、五情（喜、怒、思、忧、恐）。不同颜色的食物，会对五脏产生不同的效果。五脏如果出问题，也会反映在皮肤上，但只要调理得当，身体自然健康，容光焕发。

精选 调补
中药
草部/山草类

甘草

✿ 甘草的枝叶像槐，高五六尺，但叶端微尖而粗涩，好似有白毛，结的果实与相思角相像，成熟时果实自然裂开，子像小扁豆，非常坚硬。

甘草小档案

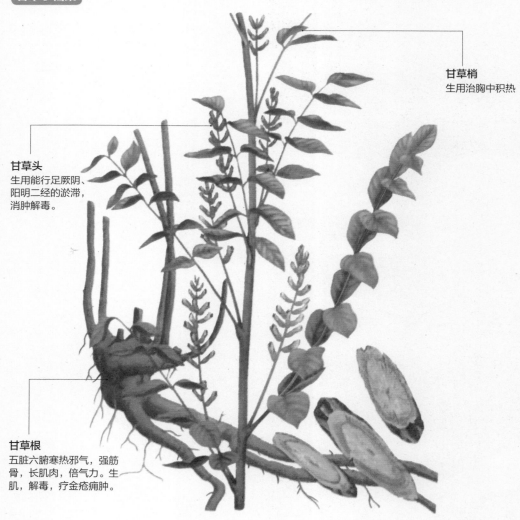

甘草梢
生用治胸中积热

甘草头
生用能行足厥阴、阳明二经的淤滞，消肿解毒。

甘草根
五脏六腑寒热邪气，强筋骨，长肌肉，倍气力。生肌，解毒，疗金疮痈肿。

释名	蜜甘、蜜草、美草、灵通、国老。
性味	味甘，性平，无毒。
有效成分	甘草酸、甘草醇、甘草甜素。
临床应用	伤寒咽痛，肺热喉痛，小儿干瘦，尿中带血。

医家评说

《名医别录》 温中下气，用于烦满短气、伤脏咳嗽，并能止渴，通经脉，调气血，解百药毒，可调和72种矿石药及1200种草药。

隋唐名医甄权 除腹中胀满、冷痛，能补益五脏，治疗惊痫、肾气不足的阳痿，妇人血淋腰痛。

《日华子诸家本草》 可安魂定魄，并进补各种劳伤、虚损，治疗惊悸、烦闷、健忘等症，通九窍，利血脉，益精养气，壮筋骨。

形态特征

枝叶像槐，叶端微尖而粗涩，似有白毛，子像小扁豆，非常坚硬。

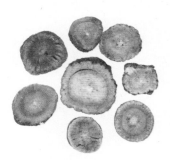

药理延伸

● 甘草味甘，可缓解各种火毒邪气，要使药效到达下焦，必须使用甘草梢。

● 凡是心火乘脾、腹中急痛、腹肌痉挛的患者，宜加倍使用甘草。甘草功能缓急止痛，调和诸药可使方中各药不相冲突。所以，热药中加入甘草能缓和热性，寒药中加入甘草能缓和寒性，寒热药并用时加甘草，能协调寒热药的偏性。

● 腹满呕吐及嗜酒者患病，不能用甘草。

● 甘草解百药毒。有服乌头、巴豆中毒的患者，甘草入腹即解，效果显著。方书上说大豆汁能解百药毒，经李时珍多次试验后都无效，而加入甘草的甘豆汤，则疗效神奇。

成品选鉴

甘草的枝叶像槐，高五六尺，但叶端微尖而粗涩，好似有白毛，结的果实与相思角相像，成熟时果实自然裂开，子像小扁豆，非常坚硬。现在的人只以粗大、结紧、断纹的为好，称为粉草。质轻、空虚、细小的，其功用都不如粉草。

功效

益气补中，清热解毒，祛痰止咳，缓急止痛，调和药性。

养生药膳

益气补血 + 壮阳

黄芪甘草鱼汤

材料：
虱目鱼肚1片，盐、味精、淀粉适量，防风5克、甘草5克、白术10克、红枣3颗、黄芪9克。

做法：

❶ 将虱目鱼肚洗净，切成薄片，放少许淀粉，轻轻搅拌均匀，腌渍20分钟，备用。药材洗净、沥干，备用。

❷ 锅置火上，倒入清水，将药材与虱目鱼肚一起煮，用大火煮沸，再转入小火续熬至味出时，放适量盐、味精调味。

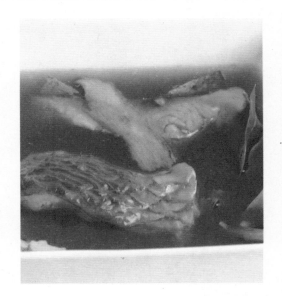

精选 调补
中药
草部/芳草类

草豆蔻

❋ 按扬雄《方言》中所说，凡物丰盛的称蔻。豆蔻之名，可能是取此义。豆像其形。南方《异物志》作漏蔻。

草豆蔻小档案

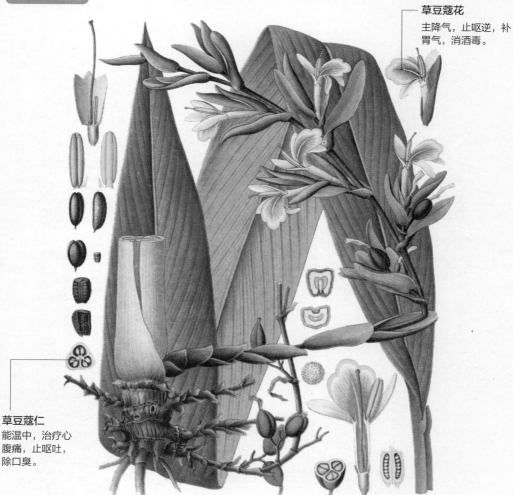

草豆蔻花
主降气，止呕逆，补胃气，消酒毒。

草豆蔻仁
能温中，治疗心腹痛，止呕吐，除口臭。

释名	漏蔻，草果。
性味	味辛、涩，性温，无毒。
有效成分	挥发油和黄酮类物质等。
临床应用	心腹胀满、短气，胃弱呕逆不食，虚疟自汗不止，气虚瘴疟、热少寒多，或单寒不热，或虚热不寒，赤白带下，口臭。

医家评说

《名医别录》 能温中，治疗心腹痛，止呕吐，除口臭。

《开宝本草》 下气，止霍乱，主一切冷气，消酒毒。

《日华子诸家本草》 主降气，止呕逆，除霍乱，调中焦，补胃气，消酒毒。

形态特征

草豆蔻叶片为狭椭圆形或线状披针形，先端渐尖，基部渐狭，有缘毛。

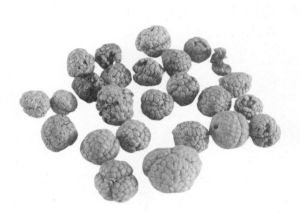

药理延伸

● 豆蔻治病，取其辛热浮散，能入太阴、阳明经，有除寒燥湿、开郁消食的作用。

● 南方多潮湿、雾瘴，饮食多酸咸，故脾胃容易患寒湿淤滞的病，所以食物中必用豆蔻。这与当地的气候相适应。但食用过多也会助脾热，伤肺气及损目。也有人说，"豆蔻与知母同用，治瘴疟寒热，一阴一阳，互相调和。"是因为草果治太阴独胜之寒，知母治阳明独胜之火。

成品选鉴

草豆蔻和草果有一点不一样，豆蔻大小像龙眼，形状稍长，皮是黄白色，薄而棱尖。果仁大小像缩砂仁，气味辛香气和。草果的大小如诃子，皮黑厚而棱密。

功效

温中燥湿，行气健脾。

养生药膳

益气补虚+保肝明目

四物炖豆皮

材料：

草豆蔻10克、人参20克、枸杞10克、党参片10克、豆皮300克、香菇20克。

做法：

❶ 将豆皮洗净，切成长条；草豆蔻、人参洗净，香菇、枸杞、党参片均泡发。

❷ 将切好的豆皮条用手打成结。

❸ 再将豆皮结和所有材料一起装入炖盅内，加入适量水，隔水炖40分钟后，放入调味料即可。（本菜可不用放盐，保持原汁原味更好。）

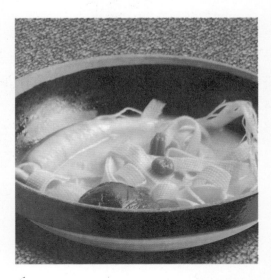

芍药

精选 调补
中药

草部/芳草类

☆ 芍药，犹婷约也。婷约，美好的样子。此草花容婷约，故名。罗愿《尔雅翼》说，制约食物毒性，没有比芍更好的，所以得药名。

芍药小档案

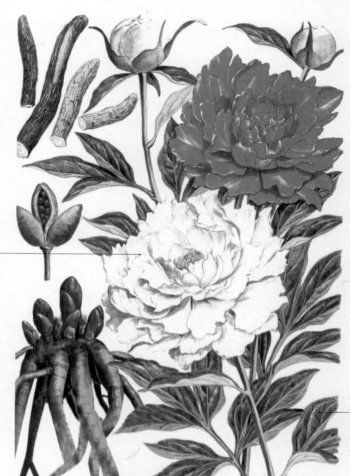

芍药花
可通利血脉，缓中，散淤血。

芍药叶
主邪气腹痛，除血痹，破坚积。

释名	将离、梨食、余容。
性味	味苦，性平，无毒。
有效成分	芍药苷、苯甲酸、挥发油等。
临床应用	腹中虚痛，脚气肿痛，消渴引饮，鼻血不止，崩中下血、小腹痛，月经不停，血崩带下，刀伤出血。

医家评说

《神农本草经》 主邪气腹痛，除血痹，破坚积（为瘤的病变），疗寒热疝气，止痛，利小便，益气。

《名医别录》 可通利血脉，缓中，散恶血，逐贼血（恶血、贼血均指淤血），去水气，利膀胱大小肠，消痈肿，治恶寒发热，腹痛腰痛。

《日华子诸家本草》 主妇女病，胎前产后诸疾，治风补劳，退热、除烦益气，惊狂头痛，目赤明目，肠风泻血痔瘘，发背疖疮。

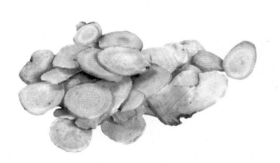

形态特征

具纺锤形的块根，初出叶为红色，茎基部常有鳞片状变形叶，小叶呈矩形或披针形，枝梢的叶则渐小或成单叶。花瓣呈白、粉、红、紫或红色。

药理延伸

● 赤芍长于清热凉血，活血散淤；白芍长于养血调经，敛阴止汗。

● 芍药与炙甘草相佐，治腹中痛，夏天使用时可加少量黄芩，如果恶寒则加肉桂，这是仲景神方。

● 芍药的功用有六：一安脾经；二治腹痛；三收胃气；四止泻痢；五和血脉；六 固腠理。

成品选鉴

古人说洛阳牡丹、扬州芍药甲天下。药方中所用的，也绝大多数是用扬州所产的芍药。芍药十月发芽，到春天才开始生长，三月开花。其品种多达三十多种，有千叶、单叶、楼子等不同种类。入药适合用单叶的根。

功效

清热凉血，散淤止痛。

养生药膳

补血+活血+润肠道+调经

芍药当归炖排骨

材料：
当归、芍药、熟地、丹参各10克，川芎5克，田七5克，排骨500克，米酒1瓶。

做法：
❶将排骨洗净，余烫去腥，再用冷开水冲洗干净，沥水，备用。

❷将当归、芍药、熟地、丹参、川芎入水煮沸，放入排骨，加米酒，待水煮开，转小火，续煮30分钟。

❸后加入磨成粉的田七拌匀，适度调味即可。

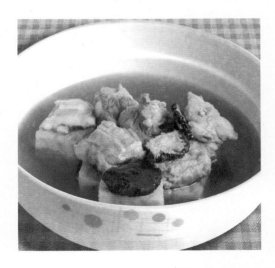

精选 调补
中药
草部/芳草类

肉豆蔻

❀　肉豆蔻的花及果实虽然像草豆蔻，但果实的皮肉却不同。肉豆蔻的果实外有皱纹，内有斑缬纹，如槟榔纹，最易生蛀虫，只有烘干后密封，才可保存。

肉豆蔻小档案

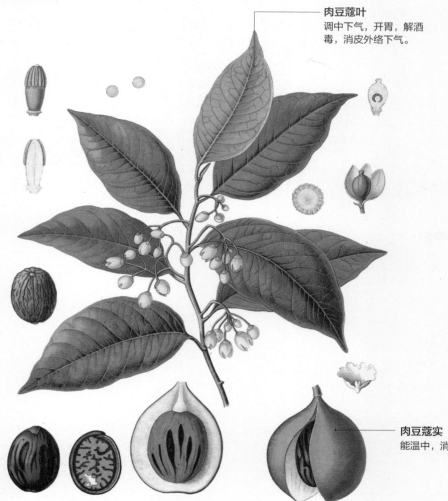

肉豆蔻叶
调中下气，开胃，解酒毒，消皮外络下气。

肉豆蔻实
能温中，消食止泄。

释名	肉果，迦拘勒。
性味	味辛，性温，无毒。
有效成分	肉豆蔻醚、丁香酚、异丁香酚等。
临床应用	暖胃除痰、促进食欲，霍乱吐痢、久泻不止，老人虚泻，小儿泄泻，冷痢腹痛、不能食。

医家评说

《日华子诸家本草》 调中下气，开胃，解酒毒，下气。

隋唐药学家李珣 主心腹虫痛，脾胃虚冷，虚泻赤白痢，将其研末后煮粥吃。

《药性论》 能主小儿吐逆，腹痛，治消化不良、痰多。

药理延伸

- 肉豆蔻能调中下气。
- 肉豆蔻芳香，可健胃。
- 痢疾用肉豆蔻涩肠治痢，又可以当作小儿泄泻的要药。
- 治宿食痰饮，止小儿吐逆，妇人乳汁不通，腹痛。
- 暖脾胃，固大肠。

形态特征

肉豆蔻呈卵圆形或椭圆形，表面是灰棕色或灰黄色，有时外覆白粉（石灰粉末）。整株有浅色纵行沟纹及不规则网状沟纹。气香浓烈，味辛。

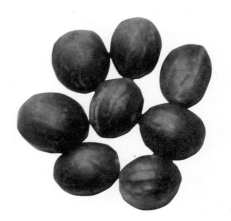

成品选鉴

此物的花及果实都像豆蔻而无核，故名。肉豆蔻的花及果实虽然像草豆蔻，但果实的皮肉却不同。肉豆蔻的果实外有皱纹，内部则像是槟榔纹，最容易生蛀虫，只有烘干后密封，才可以保存。肉豆蔻只用肉，而不用壳，可以肉的颜色来判定质量优劣，枯白瘦小而虚者较差。陈藏器说："肉豆蔻形状圆小，皮紫紧薄，中肉辛辣。"

功效

温中行气，涩肠止泻。

养生药膳

养脾+益气+润心肺

肉豆蔻炖猪肉

材料：
肉豆蔻50克、猪瘦肉200克，葱、姜、料酒、盐、味精各适量。

做法：
❶ 将肉豆蔻和猪瘦肉洗净，分别切成长3厘米、宽5厘米的小块。
❷ 放入锅内，加水适量，放入葱、姜、盐、料酒。隔水炖蒸，待瘦肉熟后加入少许味精即可。

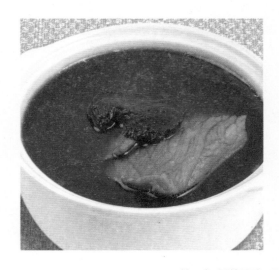

精选 调补
中药
草部/芳草类

香附

❀ 香附又叫莎草，莎草可做斗笠和雨衣，稀疏不沾衣，所以字从草从沙，也写成"蓑"。因其为衣下垂绥，像孝子的蓑衣，所以又从衰。

香附小档案

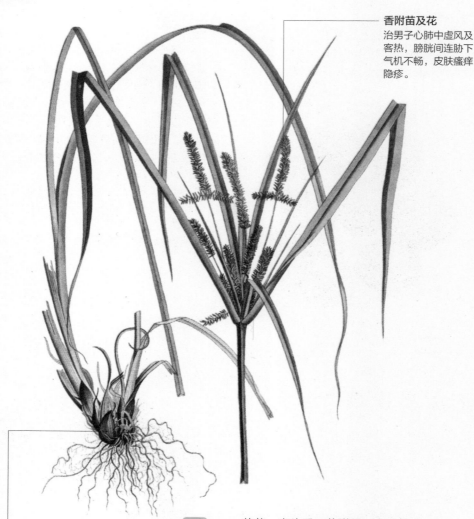

香附苗及花
治男子心肺中虚风及客热，膀胱间连胁下气机不畅，皮肤瘙痒隐疹。

香附根
除胸中热，濡润肌肤，益气，长须眉。

释名	莎草、雀头香、草附子、水巴戟。
性味	味甘，性微寒，无毒。
有效成分	挥发油、黄酮类、生物碱等。
临床应用	治偏正头痛、头目晕眩，胸腹胀满、痰逆恶心，疝气胀痛，妇人赤白带下，各种牙痛。

医家评说

《名医别录》 除胸中热，濡润肌肤，久服利人，益气，长须眉。

北宋药学家苏颂 治心中客热，膀胱间连胁下气不顺，常常愁眉不展，兼心悸怔忡者。

金代医学家李杲 治一切气分病，霍乱吐泻腹痛，肾及膀胱虚冷之症。

形态特征

香附花为青色，呈穗状如黍，中间有细籽。籽上有细黑毛，大小像羊枣而两头尖。

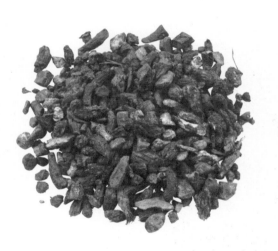

药理延伸

● 香附治膀胱、两胁气机郁滞，心慌气短，是因其能益气，为血中之气药。

● 香附炒黑能止血治崩漏，是妇人病的万用药。多服也能走气。

● 散时气寒疫，利三焦，解六郁，消饮食积聚，痰饮痞满，脚肿腹胀，止心腹、肢体、头目、齿耳各种痛证，疗痈疽疮疡，止吐血、血尿，妇人崩漏带下，月经不调，胎前产后各种疾病。

成品选鉴

香附的叶子像老韭叶般硬。它在五六月中抽一茎，三棱中空，茎端会再长出数片叶子。香附开青色的花，花成穗状如黍，中间有细籽。其根有须，须下结子一二枚，籽上有细黑毛，大小像羊枣。

功效

疏肝解郁，调经止痛，理气调中。

养生药膳

理气解郁+调经止痛+散淤+养肝

玫瑰香附茶

材料：
玫瑰花1.5克、冰糖1大匙、香附3克。

做法：

❶ 玫瑰花剥瓣，洗净，沥干。

❷ 香附以清水冲净，加2碗水熬煮约5分钟，滤渣，留汁。

❸ 将备好的药汁再滚热时，置入玫瑰花瓣，加入冰糖搅拌均匀即可。

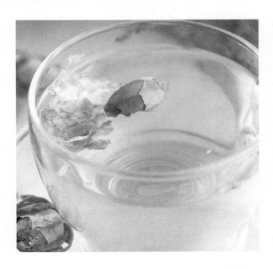

精选 调补
中药
草部/山草类

白术

☀ 《六书》中说，术字是篆文，像其根干枝叶的形状。扬州多种植白术，其形如桴，所以有杨桴、桴蓟的名字，也就是今人所说的吴术。

白术小档案

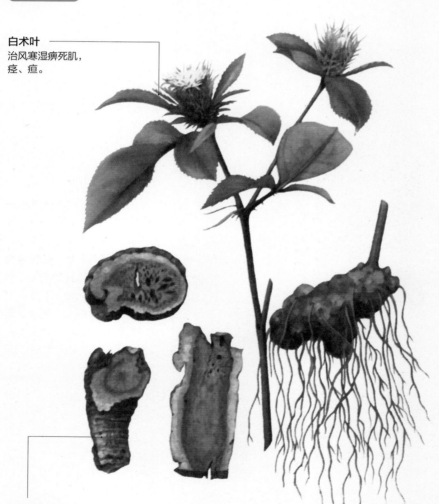

白术叶
治风寒湿痹死肌，痉、疸。

白术根
能止汗、消食、除热。

释名	山蓟、杨桴、桴蓟、马蓟、山姜、山连。
性味	味甘，性温，无毒。
有效成分	挥发油、果糖、维生素A等。
临床应用	消痞健胃，胸膈烦闷，中风口噤，不省人事，自汗不止，脾虚泄泻，久泻肠滑。

医家评说

南朝医学家陶景弘 白术多脂膏而味甘，其苗可以当茶饮，非常香美。

明朝医学家陈嘉谟 浙术俗称云头术，种在土壤里，特别肥大，易油润。歙术俗名狗头术，虽然瘦小但有土气的充实，性燥色白，功用胜于浙术。

《神农本草经》 治风寒湿痹，死肌，痉、疸，并能止汗、消食、除热，做成煎饼久服，可轻身延年耐饥饿。

形态特征

其茎直立，根茎肥大，表面呈现棕褐色，且伴有瘤状突起，质地坚实，断面呈黄白色或淡棕色。

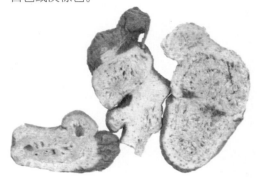

药理延伸

- 白术除温益燥，和中补气。其功用有九：一温中；二祛脾胃湿邪；三除脾胃热邪；四健脾胃，助消化；五和脾胃，生津液；六祛肌肤之热；七治四肢倦怠乏力，嗜睡，食欲不振；八止渴；九安胎。

- 主大风在身面，风眩头痛，流泪，消痰利水，逐皮间风水结肿，除腹胀满，霍乱呕吐、腹泻不止，利腰脐间血，益津液，健脾暖胃消食。

- 能除湿益气，和中补阳，消痰逐水，生津止渴，止泻痢，消足胫湿肿，除胃中热、肌热。与枳实配用，可消气，治胸腹间满胀不舒服；辅佐以黄芩，可以安胎清热。

- 能理胃益脾，补肝息风。主舌本僵硬，食则呕吐，胃脘疼痛，身体重，心下急痛，心下水痞（因水邪上逆，阻滞中焦气机所造成的）。

成品选鉴

苗高二三尺，叶抱茎生长，枝梢间的叶像棠梨叶，离地面较近的叶，都有锯齿状的小刺，根像老姜色一样黑，肉白有油脂。嫩苗可以吃，叶稍大有毛，根如手指大，形状像鼓槌，也有大如拳头者。当地人剖开晒干后命名为削术，也称片术。以前的人用术不分赤、白。自宋以后才开始分苍术与白术，前者味苦辛，性燥烈；后者味苦甘，性和缓。不论苍术、白术，都以秋季为好，春季则虚软易坏。

养生药膳

滋肾补血+利尿消肿

十全大补乌鸡汤

材料：
乌骨鸡腿1只，白术、当归、熟地、党参、炒白芍、茯苓、黄芪、川芎、甘草、肉桂、枸杞、红枣各10克。

做法：
① 乌骨鸡腿剁块，放入沸水余烫、捞起、冲净，药材以清水快速冲洗。
② 将鸡腿和所有药材一起盛入炖锅，加7碗水以大火煮开，接着转小火慢炖30分钟即成。

功效

益气健脾，燥湿利水，止汗，安胎。

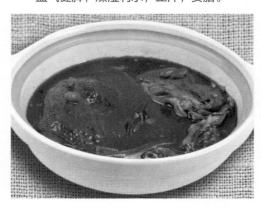

精选 调补
中药

草部/芳草类

茉莉

☼ 茉莉最早生长在波斯，后来移植到南海，现在滇、广两地的人，都栽种它。茉莉畏寒，不适宜在中原种植。

茉莉小档案

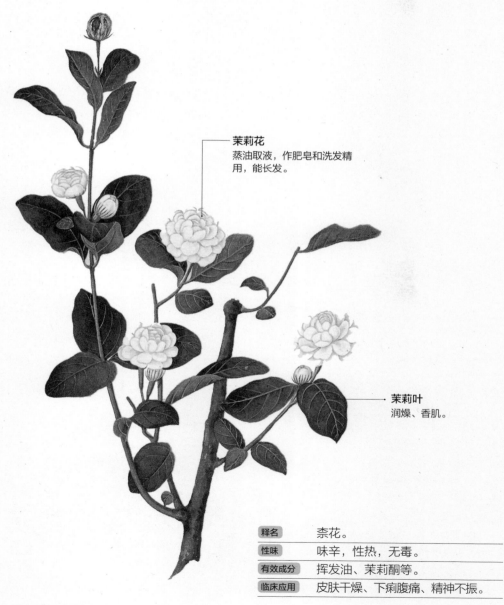

茉莉花
蒸油取液，作肥皂和洗发精用，能长发。

茉莉叶
润燥、香肌。

释名	奈花。
性味	味辛，性热，无毒。
有效成分	挥发油、茉莉酮等。
临床应用	皮肤干燥、下痢腹痛、精神不振。

《**食疗本草**》 主温脾胃，利胸膈。

《**药性切用**》 专治辟秽治痢，虚人宜之。

明代医学家汪机 用酒磨，服一寸，则昏迷一日乃醒，二寸二日、三寸三日。只要是跌损骨节、脱臼接骨者，用茉莉则可止痛。

《**中药大辞典**》 理气开郁、辟秽和中。

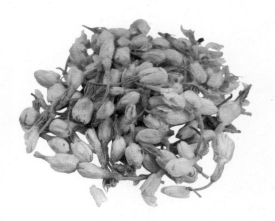

形态特征

　　茉莉高可达1米。小枝有棱角，有时有毛。单叶对生，宽卵形或椭圆形，叶脉明显，叶面微皱，叶柄短而向上弯曲，有短柔毛。

药理延伸

● 可使精神安定、提神、缓和情绪。

● 缓和下痢腹痛。

● 一卉能熏一室香，炎天犹觉玉肌凉。

● 蒸油取液，作肥皂和洗发用，能长发、润燥、香肌，也可加入茶中饮用。

成品选鉴

　　茉莉茎弱枝繁，绿叶团尖，初夏时开小白花，花瓣重叠而没有花蕊，到秋天结束时花谢，不结果实。茉莉有干叶的，有红色的，有蔓生等不同品种。它都在夜晚开花，芳香可爱，女人将它当作首饰佩戴，或者用来做肥皂。

功效

　　理气和中，开郁辟秽。

养生药膳

养心益肾+润肺滋阴+壮阳

茉莉银耳甜汤

材料：

银耳25克，茉莉花4朵、莲子15克、百合15克、山药1小段、红枣6颗。

做法：

❶ 银耳洗净，泡开；红枣洗净，在枣腹处划开。

❷ 银耳、莲子、百合、红枣同时入锅煮约20分钟，待莲子、银耳变软后，将去皮、切块的山药放入一同煮。

❸ 放入冰糖和茉莉，调味即可。

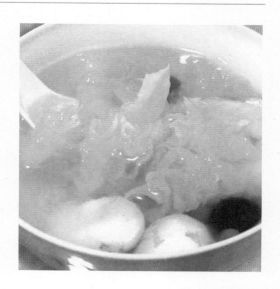

精选 调补
中药
草部/隰草类

麦门冬

☀ 古时只有野生的麦门冬，现多用栽种的，在四月初采根，种于肥沃的黑沙地，每年的六、九、十一月上三次肥、耕耘，于夏至前一天挖根，洗净晒干后收藏。

麦门冬小档案

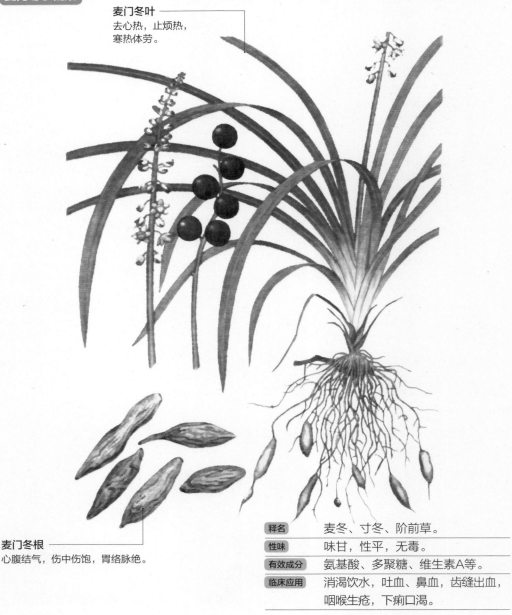

麦门冬叶
去心热，止烦热，寒热体劳。

麦门冬根
心腹结气，伤中伤饱，胃络脉绝。

释名	麦冬、寸冬、阶前草。
性味	味甘，性平，无毒。
有效成分	氨基酸、多聚糖、维生素A等。
临床应用	消渴饮水，吐血、鼻血，齿缝出血，咽喉生疮，下痢口渴。

医家评说

南北朝医学家徐之才 与地黄、车前相使。恶款冬、苦瓠。畏苦参、青蘘、木耳。

《名医别录》 疗身重目黄，胃脘部胀满，虚劳客热，口干燥渴，止呕吐，愈痿蹶。强阴益精，助消化，调养脾胃，安神，定肺气，安五脏，令人肥健，滋润脸色，使人有子。

《日华子诸家本草》 治五劳七伤，安魂定魄，止嗽，治肺痿吐脓，流行病发热、狂躁、头痛。

形态特征

为多年生草本，叶丛生，细长而呈狭线形；长约10～30厘米，宽约0.2～0.3厘米，基部呈现楔形状，叶背为绿白色。种子呈球形，初期为绿色，成熟后变黑紫色。

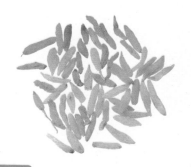

药理延伸

- 麦门冬治肺热，其味苦，但主泄而不主收，有寒邪的人禁服。治心肺虚热及虚劳，与地黄、阿胶、麻仁，都是润经益血、复脉通心的药草；与五味子、枸杞子，都是生脉的药。
- 如果用麦门冬治疗肺中伏火、脉气欲绝，须加五味子、人参，组成生脉散，补肺中元气不足。
- 长期服用能轻身明目。与车前、地黄一起做成药丸服用，能去温瘴，使面部白润，夜晚视物清晰。

成品选鉴

此草的根像小麦而有须，其叶如韭，冬季不凋，故名。古时候只有野生的麦门冬，现多为栽种。四月初采根，种在肥沃的黑沙地上，每年的六月、九月、十一月施三次肥、耕耘，于夏至前一天挖根，洗净晒干后收藏。亦能播种，只是生长期长。浙江所产的叶片形状像韭叶，有纵纹且坚韧的比较好。

功效

养阴润肺，益胃生津，清心除烦。

养生药膳

强心+利尿+安神

参麦五味乌鸡汤

材料：
麦门冬25克、人参片15克、五味子10克、乌骨鸡腿1只、盐少许。

做法：

1. 将乌骨鸡腿洗净，剁块，放入沸水余烫，去除血水，备用。
2. 将乌骨鸡腿及人参片、麦门冬、五味子盛入煮锅中，加适量水，直至盖过所有的材料。
3. 以大火煮沸，然后转小火续煮30分钟左右，快熟前加盐调味即成。

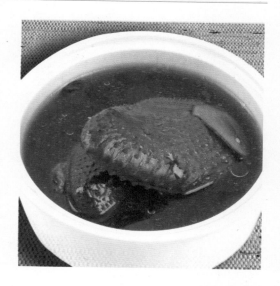

精选 调补
中药
草部/芳草类

藿香

☀ 豆叶叫作藿，因此草的叶像豆叶，故名藿香。

藿香小档案

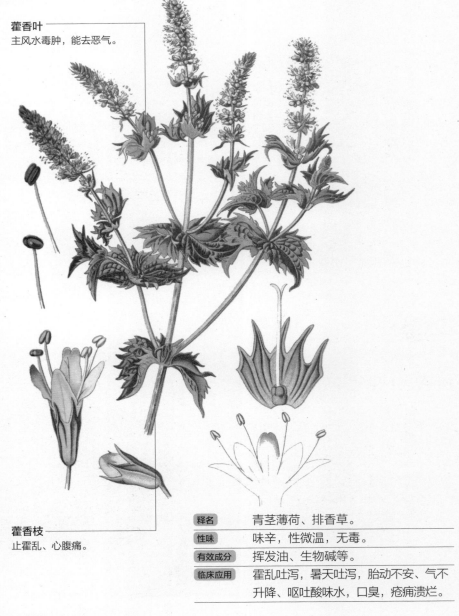

藿香叶
主风水毒肿，能去恶气。

藿香枝
止霍乱、心腹痛。

释名	青茎薄荷、排香草。
性味	味辛，性微温，无毒。
有效成分	挥发油、生物碱等。
临床应用	霍乱吐泻，暑天吐泻，胎动不安、气不升降、呕吐酸味水，口臭，疮痍溃烂。

医家评说

《名医别录》 主风水毒肿；能去恶气，止霍乱心腹疼痛。

北宋药物学家苏颂 为治脾胃吐逆的要药。

易水学派创始人张元素 有助胃气、开胃及增进食欲的作用。

《药性赋》 味甘，性温，无毒。可升可降，阳也。开胃口，能帮助进食，止霍乱仍除呕逆。

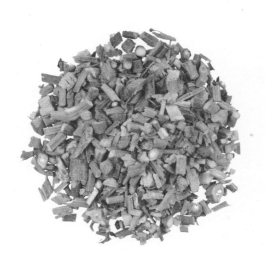

形态特征

为多年生草本，高达30厘米，有香气。茎呈方形，略带红色，上部微覆柔毛。叶呈心状卵形或长圆状披针形，边缘有不整齐钝锯齿，下面有短柔毛和腺点。

药理延伸

● 主风水毒肿。

● 去恶气。

● 止霍乱、心腹痛。

成品选鉴

豆叶又叫做藿，此草的叶又像豆叶，所以叫藿香。藿香的茎有节中空，叶子有点像茄叶。张洁古、李东垣只用其叶入药而不用枝梗。但因如今叶子伪品多，故人们枝梗并用。

功效

芳香化浊，开胃止呕，发汗解暑。

养生药膳

降逆止呕+开胃进食

藿香红枣粥

材料：
鲜藿香30克（干品15克）、红枣6枚、粳米100克。

做法：
❶先将鲜藿香煎汁。

❷将红枣洗净，同粳米煮粥，粥成后加入藿香汁调匀煮沸即可。

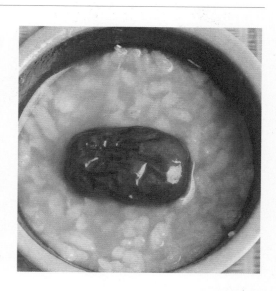

精选 调补
中药
草部/隰草类

菊花

❀ 按陆佃《埤雅》所说，菊本作蘜，从鞠。鞠，穷尽的意思。《月令》：九月菊开黄花。因花开到此时就穷尽了，故谓之蘜。

菊花小档案

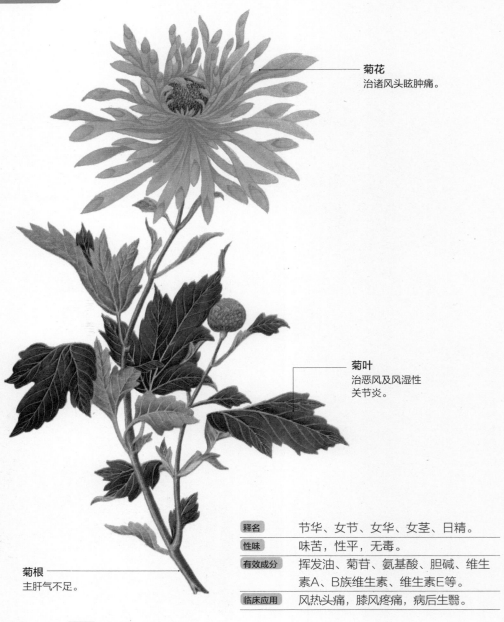

菊花
治诸风头眩肿痛。

菊叶
治恶风及风湿性
关节炎。

菊根
主肝气不足。

释名	节华、女节、女华、女茎、日精。
性味	味苦，性平，无毒。
有效成分	挥发油、菊苷、氨基酸、胆碱、维生素A、B族维生素、维生素E等。
临床应用	风热头痛，膝风疼痛，病后生翳。

医家评说

《神农本草经》 治诸风头眩肿痛，流泪，皮肤死肌，恶风及风湿性关节炎。长期服用利血气，抗衰老。

《名医别录》 治腰痛无常，除胸中烦热，安肠胃，利五脉，调四肢。

《日华子诸家本草》 用菊作枕头可明目，菊叶也能明目，生熟都可食。

易水学派创始人王好古 主肝气不足。

形态特征

　　通常高30～90厘米，茎色呈嫩绿或褐色，多为直立分枝，单叶边缘有缺刻及锯齿。花为一朵或数朵。

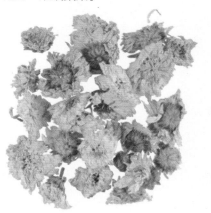

药理延伸

● 黄菊花属土与金，有水与火，能补阴血，所以能养目。

● 过去人们说它能除风热，益肝补阴，殊不知菊得金水的精华特别多，能补肺肾二脏。其苗可作蔬菜，叶可食用，花可做糕饼，根及种子可入药，装在布袋里可做枕头，蜜酿后可做饮品，自上而下，全身都是珍宝。

● 治头目风热、晕眩倒地、脑颅疼痛，消身一切风游，利血脉。

成品选鉴

　　菊的品种多达百种，茎、叶、花、色，各不相同。其茎有株、蔓；颜色有紫、赤、青、绿的差别；叶有大、小、厚、薄、尖、秃的不同；花有干叶单叶、有蕊无蕊、有籽无籽、黄白红紫、杂色深浅、大小的区别；味有甘、苦、辛的差异；此外还有夏菊、秋菊、冬菊之分。一般只用单叶味甘者入药，而菊原产于山野，它的花细小，花蕊像蜂巢，内有小籽，菊的嫩叶和花可以炸来吃。

功效

　　疏散风热，平抑肝阳，清肝明目，清热解毒。

养生药膳

祛风+清肝明目

枸杞菊花粥

材料：
大米100克、白糖适量、菊花5克、枸杞20克。

做法：
❶ 枸杞、大米分别洗净、泡发，装碗备用。

❷ 将砂锅洗净，加适量清水，把备好的枸杞、大米放入砂锅内，再上火煮粥，煮粥时先用大火煮开，再转入小火慢熬。

❸ 待大米开花、枸杞煮烂，粥煮稠时熄火。再放入洗净的菊花，加盖焖5分钟后，放入适量白糖，搅拌均匀即成。

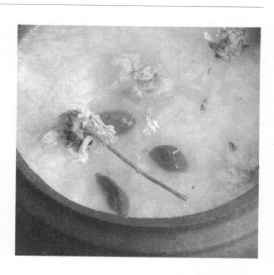

精选 调补
中药

草部/山草类

知母

✿ 老根旁边初生的子根，形状像蚔虻，所以叫蚔母，讹为知母、蝭母。

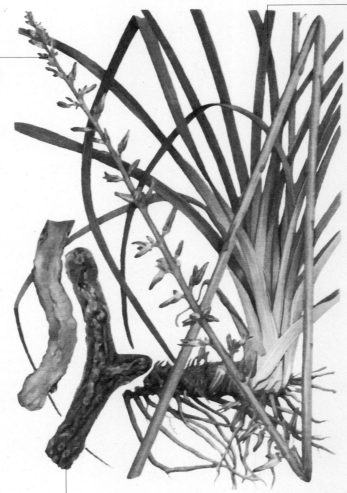

知母叶
治消渴热中，除邪气，肢体浮肿。

知母花
清心除热，治阳明火热。

知母根
利水，补不足，益气。

释名	蚔母、连母、蝭母、货母、地参、水参、儿草、女雷、女理。
性味	味苦，性寒，无毒。
有效成分	知母皂苷、知母多糖等。
临床应用	新久咳嗽，久咳气急，嵌甲肿痛。

医家评说

南北朝药学家雷敩 知母应先在槐砧上锉细，焙干，用木臼捣碎，不要用铁器。

《名医别录》 主治伤寒久疟（久疟指疟疾久延不愈者）烦热，肋下邪气，膈中恶，及风汗内痒，多服让人泻。

《神农本草经》 味苦，寒。主治消渴，热中，除邪气，肢体浮肿，下水，补不足，益气。

形态特征

知母呈长条状，微弯曲，一端有浅黄色的茎叶残痕。表面黄棕色至棕色，断面黄白色。

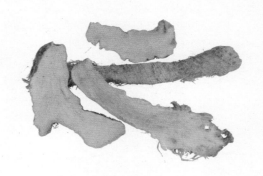

药理延伸

● 知母治各种热劳，凡患者体虚而口干的，可以加用知母。

● 知母功效有四：一泻无根之肾火；二疗有汗的肺痿；三退虚劳发热；四滋肾阴。

● 治心烦燥闷、骨蒸潮热（因久热不退，气血不荣，形体消瘦，其热似骨髓蒸发而出，故称）、产后发热，肾气劳，憎寒虚烦。

● 安胎，止妊娠心烦，驱除射工、溪毒（射工、溪毒意即生活在水里，会含沙射人的毒虫）。

成品选鉴

知母呈长条状，微弯曲，一端有浅黄色的茎叶残痕。表面呈黄棕色至棕色，断面呈黄白色。知母生长在河内川谷，二月、八月采根晒干用。现在出于彭城，形似菖蒲而柔润，极易成活，掘出随生，要根须枯燥才不生长。

功效

清热泻火，生津润燥。

养生药膳

舒筋止痛+健胃和血

香菇旗鱼汤

材料：

知母10克、天花粉15克、旗鱼肉片150克、香菇150克、绿花椰菜75克，姜丝、盐各适量。

做法：

① 全部药材放入纱布袋，全部材料洗净，香菇和绿花椰菜剥成小朵备用。

② 清水倒入锅中，放入纱布袋和全部材料煮沸。

③ 取出纱布袋，放入嫩姜丝和盐调味即可食用。

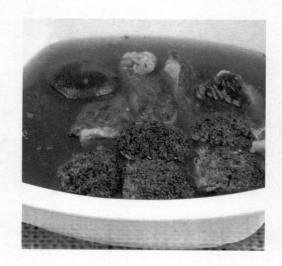

桑叶

草部/灌木类

桑有好多种：白桑，叶大似掌而厚；鸡桑，叶和花较薄；子桑，先长葚而后生叶；山桑，叶尖而长。用种子栽种的，不如压条分栽的。

桑叶小档案

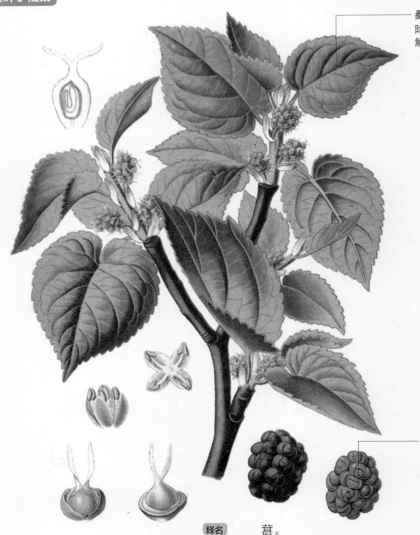

桑叶
除寒热出汗。汁能解蜈蚣毒。

桑葚
单独吃可消渴，利五脏关节，通血气。

释名	葚。
性味	叶：甘，寒，有小毒。果实：苦，有小毒。
有效成分	脱皮固酮、芸香苷、桑苷等。
临床应用	风热感冒、温病初起；肺热咳嗽、燥热咳嗽；肝阳上亢眩晕；目赤昏花。

医家评说

明代医学家李时珍 桑叶主除寒热出汗。煎浓汁服，可除脚气水肿，利大小肠，止霍乱腹痛吐下，也可以用干叶来煮。炙热后饮，能代茶止渴。煎饮可以利五脏，通关节，下气。而嫩叶煎酒服，能治一切风。

《本草图经》 桑叶可常服，捣末，制成丸散都可服，或拿来煎代替茶叶，可以让人聪明。又炙叶之后让它微干，和桑衣一起煎服，可以治痢，治疗金疮及损伤止血。

形态特征

落叶灌木或小乔木，边缘有粗锯齿，无毛。花单性，雌雄异株，穗状花序。聚花果（桑葚），呈黑紫色或白色。

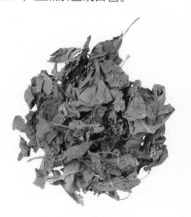

药理延伸

● 桑葚有乌、白两种。杨氏《产乳》记载，不能给孩子吃桑葚，否则会导致小儿心寒。陆玑《诗疏》提到："鸠吃桑葚，过多会引起醉伤。"《四时月令》亦说："四月适合喝桑葚酒，能解百种风热。"

● 桑根白皮治伤中五劳六极（即气极、血极、筋极、骨极、精极、髓极，均为虚劳重症），消瘦，脉细弱，可补虚益气，去肺中水气，唾血热渴，水肿腹满腹胀，利水道，敷金疮。治肺气喘满，虚劳客热和头痛，内补不足。调中下气，化痰止渴，开胃下食，杀肠道寄生虫，止霍乱吐泻。

● 桑葚单独吃可消渴，利五脏关节，通血气。捣汁饮可解酒毒。酿成酒服，利水气消肿。

成品选鉴

桑有四种：白桑，叶大似掌而厚；鸡桑，叶和花较薄；子桑，先长葚而后生叶；山桑，叶尖而长。用种子栽种桑，不如压条分栽的。桑若产生黄衣，称作金桑，是树木将要干枯的前兆。

功效

疏散风热，清肺润燥，平抑肝阳，清肝明目。

养生药膳

清肝明目+解毒+祛风

桑菊薄荷饮

材料：
桑叶5克、菊花8克、薄荷30克、蜂蜜1大匙。

做法：
❶ 桑叶、菊花分别洗净，沥水，备用。将薄荷、桑叶、菊花分别用纱布袋装起来，备用。

❷ 砂锅洗净，倒入清水500毫升，烧开后备用。

❸ 稍凉后，将纱布袋放入开水里，10分钟后，倒入适量蜂蜜搅匀即可。

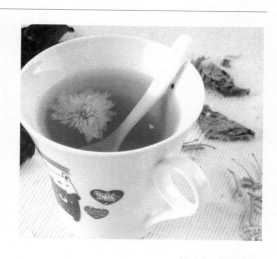

精选 调补
中药

草部/隰草类

芭蕉

❀ 芭蕉不落叶，一叶舒展时，则有一叶焦枯，故名焦。俗谓干物为巴，巴也就是蕉的意思，蜀人称它为天苴。

芭蕉小档案

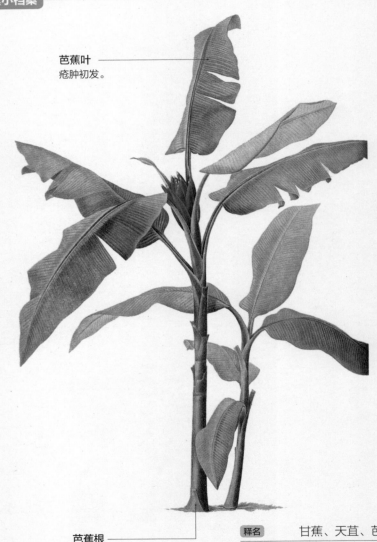

芭蕉叶
疮肿初发。

芭蕉根
主痈肿结热。

释名	甘蕉、天苴、芭苴。
性味	味甘，性大寒，无毒。
有效成分	酚类、β-胡萝卜素、维生素B₂、维生素C、维生素E等。
临床应用	消渴饮水，骨节烦热，血淋涩痛。

医家评说

明朝医学家李时珍 治小儿咳嗽，发热、口渴、舌红、便秘等症，压丹石毒。

唐朝医学家苏恭 芭蕉根捣烂后敷在肿处，可去热毒。把根捣烂后服汁，治产后出血、下腹胀闷。性冷，不益人，吃多了会动凉气。

《日华子诸家本草》 芭蕉根治天行热狂，消渴烦闷，患痈疽热毒并金石发动，燥热口干，可以把根绞烂服汁，又治风游头痛。

形态特征

　　芭蕉为常绿大型多年生草木。不分枝，丛生。叶大，呈长椭圆形，有粗大的主脉，两侧具有平行脉，叶表面为浅绿色，叶背是粉白色。

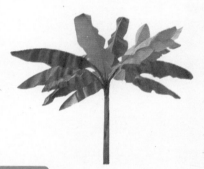

药理延伸

● 芭蕉叶主治疮肿初发，可以将叶研为末，与生姜汁混合，涂在疮肿处。

● 癫痫病发作时，会流涎、眩晕、胸闷，快要昏倒，饮蕉油催吐，效果很好。

● 芭蕉油治头风热，解烦渴，以及烧、烫伤。用蕉油梳头，可以让女人头发长又黑。

● 中医认为，芭蕉与香蕉的营养价值差不多，都有润肠通便功效，但香蕉性凉，胃寒者不宜多吃；芭蕉中性，适宜老年人食用。

● 芭蕉叶有预防瘟疫的功效，对很多病毒和细菌都有抑制，尤其对呼吸系统疾病预防效果更佳。

成品选鉴

　　甘蕉即芭蕉，属草类。叶长一丈多，宽一二尺。其茎虚软如芋，都是重叠的皮互相包裹着。根像芋头，为青色，大的如车轮中轴。花长在茎的末端，大如酒杯，形状和颜色则像莲花。其籽各有一个花房，随着花生长。每朵花都完整闭合，各有六籽，并先后有序。

功效

　　清热，利尿，解毒。

养生药膳

润肺消渴+补肝明目

芭蕉桂圆养生粽

材料：

红豆20克，松子5克，燕麦片20克，糯米200克，枸杞10克、板栗2个、桂圆1个、红枣3颗、芭蕉叶适量。

做法：

❶ 将红枣去核，桂圆肉切碎，板栗切片。洗净糯米及红豆、松子、燕麦，将所有材料放在清水中泡好备用。

❷ 将以上所有材料放在电饭锅内煮，煮熟后搅拌，同时放入松子、枸杞等，再包入芭蕉叶内，食用前蒸一下即可。

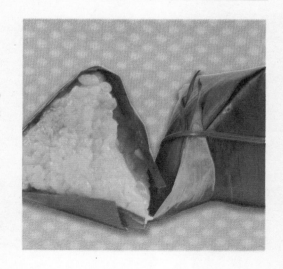

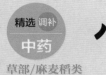

精选 调补
中药
草部/麻麦稻类

小麦

✿ 新麦性热，陈麦性平和。陈麦煎汤饮服，能止虚汗。将它烧灰存性，用油调和，可涂治各种疮及烫伤、烧伤。

小麦小档案

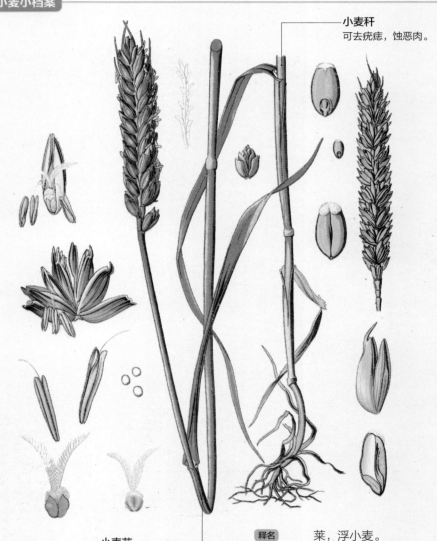

小麦秆
可去疣痣，蚀恶肉。

小麦苗
消酒毒暴热、酒疸目黄。

释名	莱，浮小麦。
性味	味辛，性寒，无毒。
有效成分	淀粉、蛋白质、脂肪、矿物质、钙、铁、维生素A等。
临床应用	盗汗，骨蒸劳热。

医家评说

《名医别录》 除热，止烦渴、咽喉干燥，利小便，补养肝气，止崩漏血吐血，使妇人易于怀孕。

宋代药物学家寇宗奭 用水调服，治疗人中暑、马病肺热。

唐代医学家陈藏器 主补虚，长期食用，使人肌肉结实，厚肠胃，增强气力。

形态特征

　　秆直立，通常有6～9节。叶鞘光滑，比节间短；叶舌呈膜质，短小；叶片扁平，呈长披针形，先端渐尖，基部为方圆形。穗状花序直立，仅下部的花结实。

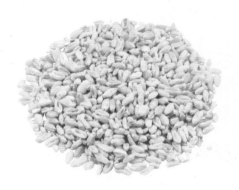

药理延伸

● 小麦不能去掉皮，去皮则性温，不能消热止烦。

● 小麦秋种夏熟，受四时气足，兼有寒热温凉。故麦凉、曲温、麸冷、面热。

● 麦麸是麦皮，与浮麦性味相同，而止汗的作用比浮麦差。

● 性壅热，小动风气，发丹石毒。

● 畏汉椒、萝卜。

● 将它敷在痈疮损伤处，能散血止痛。生食，利大肠。用水调服，能止鼻出血、吐血，益气除热，止自汗盗汗，全身烦闷燥热，妇人劳热。烧灰，并加在去疣痣、蚀恶肉的药膏中使用。

成品选鉴

　　小麦在秋季播种，冬季生长，春季茂盛，夏季结实，具备四季中和之气，在五谷中营养最高。有人说，在收获的麦中掺蚕沙，可防虫蛀，或在立秋之前，将苍耳碾碎与小麦同晾晒。由于小麦恶湿，所以在小麦生长期内若雨水过多，则会减低产量。

功效

　　固表止汗，益气，除热。

养生药膳

补血补虚+除燥益气

麦枣甘草萝卜汤

材料：

小麦100克、萝卜15克、排骨250克、盐少许、清水适量，甘草15克、红枣10颗。

做法：

❶ 小麦洗净，以清水浸泡1小时，沥干。排骨余烫，捞起，冲净；萝卜削皮、洗净、切块；红枣、甘草冲净。

❷ 将所有材料盛入煮锅，加适量水煮沸，转小火炖约40分钟，加盐即成。

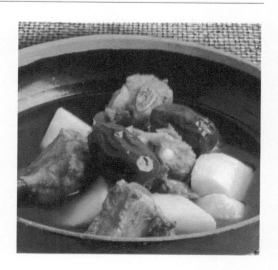

薏苡

草部/稷粟类

✿　薏苡仁属土，为阳明经的药物，所以能健脾益胃。虚则补其母，所以肺痿、肺痈者用之。筋骨之病，以治阳明为本，所以拘挛急风痹者用之。土能胜水除湿，所以泻痢水肿者用之。

薏苡小档案

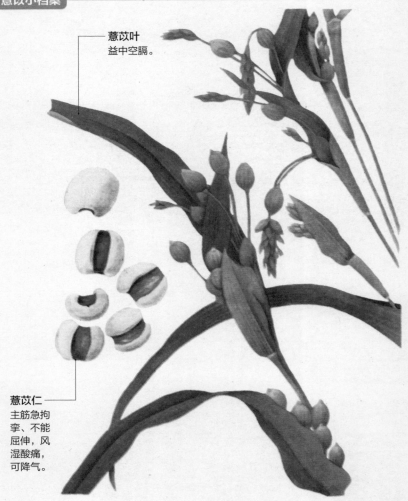

薏苡叶
益中空膈。

薏苡仁
主筋急拘挛、不能屈伸，风湿酸痛，可降气。

释名	解蠡、芑实、回回米、薏珠子。
性味	味甘，性微寒，无毒。
有效成分	脂肪油、薏苡仁酯、氨基酸、维生素B_1等。
临床应用	风湿身疼，水肿喘急，肺痿而咳吐脓血，痈疽不溃。

医家评说

《神农本草经》 薏苡仁主筋急拘挛、不能屈伸，风湿酸痛，可降气。

《名医别录》 薏苡仁除筋骨麻木，利肠胃，消水肿，使人开胃。

唐代医学家陈藏器 薏苡仁煮饭或做面食，可充饥。将它煮粥喝，能解渴，杀蛔虫。

隋代名医甄权 薏苡仁治肺痿、肺气，消脓血，止咳嗽流鼻涕、气喘。将它煎服，能解毒肿。

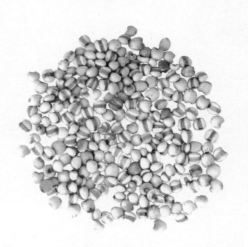

形态特征

茎直立粗壮，节间中空，基部节上生根。叶鞘光滑，与叶片间具白色薄膜状的叶舌，叶片呈长披针形，先端渐尖，中脉明显。果实成熟时，外面的总苞坚硬，呈椭圆形。种皮呈红色或淡黄色，种仁为卵形。

药理延伸

● 薏苡仁可以治疗筋骨麻木，消除水肿。还对胃肠有利，有使人开胃的作用。

成品选鉴

薏苡在二、三月间从老根生苗，叶子像初生的芭茅。五、六月间抽出茎秆，开花结实。此外，薏苡有两种：一种黏牙，实尖而壳薄，是薏苡。其米白色像糯米，可以用来煮粥、做饭，也可以和米一起酿酒。还有一种实圆壳厚而坚硬的，是菩提子。

功效

健脾利湿，排脓。

养生药膳

清热解毒+消暑利尿

绿豆薏苡汤

材料：
薏苡仁10克、绿豆10克、低脂奶粉25克。

做法：
❶ 先将绿豆与薏苡仁洗净、泡水，大约2小时即可泡发。

❷ 砂锅洗净，将绿豆与薏苡仁加入水中滚煮，水煮开后转小火，将绿豆煮至熟透，汤汁呈黏稠状。

❸ 滤出绿豆、薏苡仁中的水，加入低脂奶粉搅拌均匀后，再倒入绿豆牛奶中。

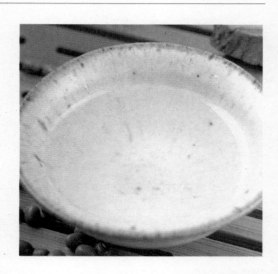

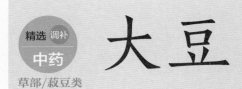

精选 调补
中药

草部/菽豆类

大豆

❀ 古代药方中称黑豆能解百药之毒，但李时珍每次试验却并非如此，而加上甘草后，则非常灵验。

大豆小档案

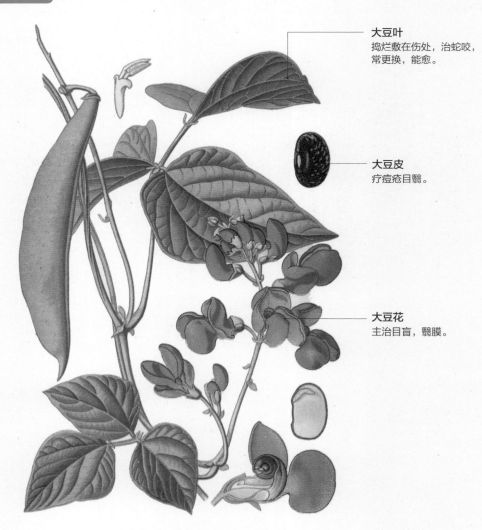

大豆叶
捣烂敷在伤处，治蛇咬，常更换，能愈。

大豆皮
疗痘疮目翳。

大豆花
主治目盲，翳膜。

释名	俗称：菽。角名：荚。叶名：藿。茎名：萁。
性味	味甘，性平，无毒。
有效成分	蛋白质、异黄酮、皂苷、磷脂等。
临床应用	热毒攻眼、红痛、眼睑浮肿、身体浮肿。解巴豆毒，治下痢不止。

医家评说

《神农本草经》 生研，可用来涂治痈肿。煮汁饮，能解毒止痛。

《名医别录》 能消水肿，除胃中热毒，治伤中淋露，能去淤血，散五脏内寒，解乌头毒。将它炒成粉末服用，能清胃中热，解除酸痛、消肿，止腹胀助消化。

唐代医学家孟诜 主中风脚弱，产后诸疾。和甘草煮汤饮，能去一切热毒气，治风毒脚气。煮食，治心痛痉挛、膝痛胀满。

形态特征

苗高三四尺，叶呈圆形但有大豆皮尖，秋天开小白花，成丛，结的豆荚长一寸多。

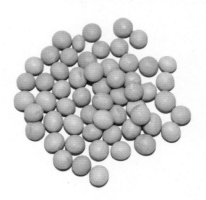

药理延伸

● 古代药方中称黑豆能解百药之毒，而李时珍每次试验却并非如此。但加上甘草后，就非常有效。

● 生用大豆皮，可治疗痘疮目翳。

● 大豆叶捣烂敷在伤处，可治蛇咬，常更换，就可痊愈。

● 大豆花主治目盲，翳膜。

● 将其煮汁服，可以解矾石、砒石、甘遂、天雄、附子、巴豆、芫青、斑蝥、各种药毒及蛊毒。入药用，治下痢脐痛。冲酒服，治风痉及阴毒腹痛。将它放在牛胆中贮存，可止消渴。

成品选鉴

大豆有黑、白、黄、褐、青、斑等数种颜色。黑的叫黑豆，可入药及当粮食用，可做豆豉；黄豆可用来做豆腐，榨油，制作酱油；其他品种只能用来做豆腐和炒食。它们都在夏至前后播种，苗高三四尺，叶呈圆形但有尖端，秋天开小白花，成丛，结的豆荚长一寸多，但遇霜就枯萎。

功效

健脾宽中、润燥消水、清热解毒、益气。

养生药膳

健脾胃+清热

绿豆小米粥

材料：

绿豆10克、小米50克、白糖15克。

做法：

1. 绿豆洗净，泡水约4小时，直到泡涨为止。
2. 将泡软的绿豆、小米放入锅中，加入适量的水后，用中火煮。
3. 水滚后，转小火煮至熟透，加入适量的白糖，调味即可。

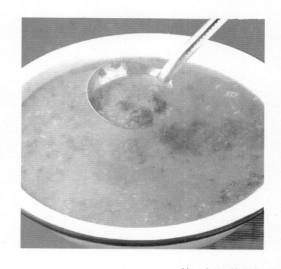

草部/荤辛类

☀ 葱从囱，外直中空，有囱通之象。芤为草中有孔，所以字从孔。葱刚长出来叫葱针，叶叫葱青，衣叫葱袍，茎叫葱白，叶中黏液叫葱苒。它和诸物皆宜，所以叫菜伯、和事。

大豆小档案

葱实
感冒风寒，阴寒腹痛，痢疾，疮痈肿痛。

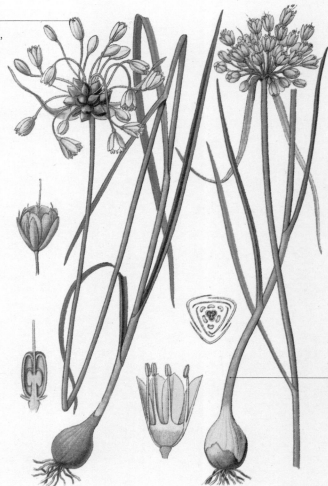

葱茎
肾虚阳毒，目眩，视物昏暗，疮痈。

释名	芤、菜伯、和事草、鹿胎。
性味	茎：味辛，性平，无毒。叶：性温，无毒。实：味辛，性温，无毒。
有效成分	挥发油、维生素B₁、维生素B₂、维生素C等。
临床应用	风寒感冒，伤寒头痛，霍乱烦躁、坐卧不安，小便闭胀，阴囊肿痛，小便溺血，肠痔有血。

医家评说

《神农本草经》 葱茎白煮汤，治伤寒寒热，中风面目浮肿，能发汗。

《名医别录》 葱茎白治伤寒骨肉疼痛，喉咙痛，能安胎，益眼睛，除肝中邪气，调中焦，利五脏，解各种药物的药毒。根可治伤寒头痛。

明朝医学家李时珍 葱茎白除风湿，治全身疼痛麻痹，治胆道蛔虫，能止大人阳脱，阴毒腹痛，及小儿肠绞痛，妇人妊娠尿血，通乳汁，散乳痈，治耳鸣。局部外敷可治狂犬咬伤。

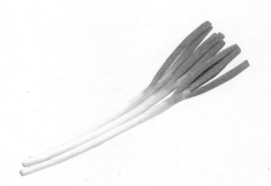

药理延伸

● 葱茎白，味辛而甘平，气厚味薄，主升，属阳。葱入手太阴、足阳明经，专主发散，以通上下阳气。

● 生时辛散，熟后甘温，外实中空，是养肺之菜，适合有肺病的人吃。肺主气，外应皮毛，其合阳明，所以葱所治的症多属太阳、阳明，都是取其发散通气的作用，因通气故能解毒。

形态特征

叶片为管状，中空，绿色，先端尖，叶鞘呈圆筒状，色白，通称葱白。茎短缩为盘状，茎盘周围密生弦线状根。其花为白色。

成品选鉴

汉葱又叫木葱，因其茎粗硬，所以有木的名字。而汉葱春末开花成丛，花为青白色，籽味辛色黑，有皱纹，呈三瓣的形状。收取后，将其阴干、不受潮，亦可栽苗、撒种。

功效

发汗解表，散寒通阳。

养生药膳

补肾助阳+养胃健脾+润肠通便

肉苁蓉羊肉粥

材料：
羊肉60克、大米100克、葱白2根、姜3片、盐适量、肉苁蓉10克。

做法：

❶ 将肉苁蓉洗净，放入锅中，加入适量的水，煎煮成汤汁，去渣备用。

❷ 羊肉洗净氽烫一下，去除血水，再洗净切丝，备用；大米淘洗干净，备用。

❸ 在肉苁蓉汁中加入备好的羊肉、大米同煮，煮沸后再加入葱、姜、盐调味。

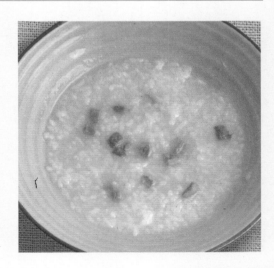

精选 调补
中药
草部/荤辛类

大 蒜

✿ 据《唐韵》所载，张骞出使西域，才将大蒜、胡荽带入中原。小蒜是中原本地所产，而大蒜来自胡地，故名葫蒜。

大蒜小档案

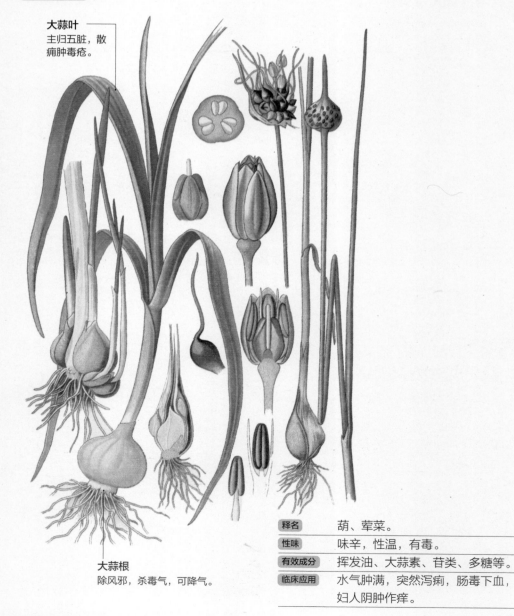

大蒜叶
主归五脏，散痈肿毒疮。

大蒜根
除风邪，杀毒气，可降气。

释名	葫、荤菜。
性味	味辛，性温，有毒。
有效成分	挥发油、大蒜素、苷类、多糖等。
临床应用	水气肿满，突然泻痢，肠毒下血，妇人阴肿作痒。

医家评说

明朝医学家李时珍 久食伤肝损眼。

《名医别录》 主归五脏，散痈肿毒疮，除风邪，杀毒气。

《日华子诸家本草》 强健脾胃，治肾气，止霍乱吐泻引起的抽筋及腹痛，祛除邪气和瘟疫，去蛊毒，疗劳疟冷风，外敷伤风冷痛。

形态特征

蒜株高60厘米以上，茎为叶鞘组成的假茎。鳞茎（蒜头）生长在地下，由多数小鳞茎（蒜瓣）合生于短缩茎盘上而成。圆柱状花葶（蒜薹），顶端着生伞形花序，位于总苞内。花呈淡红色。

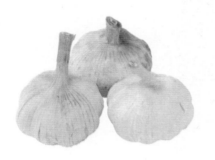

药理延伸

● 按李迅《论蒜钱灸法》中所说，对于治疗红肿毒疮，用蒜灸胜过用药。因热毒中隔，上下不通，必须使毒气发泄出去后，疮肿才会消散。在毒疮初发一天之内，用大蒜切成片，切成像钱币的厚度，贴在疮上用香艾灸，灸三壮换一片蒜，大概以一百壮为一疗程。此法一使疮不增大，二使里面的肉不坏，三使疮口容易复原，一举三得。但头及颈部以上的疮，不可以用这种方法，恐会引毒气上升，使症状更严重。

● 大蒜捣汁饮用，可以治疗吐血、心痛；与鲫鱼一起做成丸子可以治疗胸闷胀满；捣成膏敷在肚脐上没能通达下焦消水，利大小便。

成品选鉴

小蒜是中原本地所产，而大蒜来自胡地，故名葫蒜。大、小两种蒜都在八月下种。春天吃蒜苗，夏初吃蒜薹，五月则吃其根。

功效

解毒杀虫，消肿，止痢。

养生药膳

益气补肾+增强抵抗力

海马虾仁童子鸡

材料：

虾仁15克，童子鸡1只，米酒、葱段、大蒜、味精、盐、生姜、水淀粉、清汤各适量，海马10克。

做法：

❶ 将童子鸡处理干净，洗去血水，然后放入沸水中余烫煮熟，剁成小块备用。将海马、虾仁用温水洗净，泡10分钟，放在鸡肉上。

❷ 加入葱段、生姜、大蒜及鸡汤适量，上笼蒸烂，把鸡肉扣入碗中，加入调味料后，再淋上水淀粉勾芡即成。

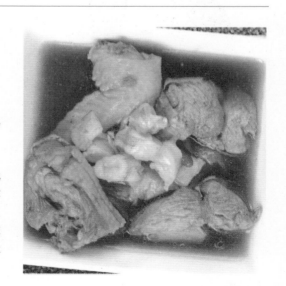

精选 调补
中药

草部/蔬菜类

黄瓜

✿　张骞出使西域带回此瓜种子，故名胡瓜。按杜宝《拾遗录》所说，隋大业四年避讳，改胡瓜为黄瓜。

黄瓜小档案

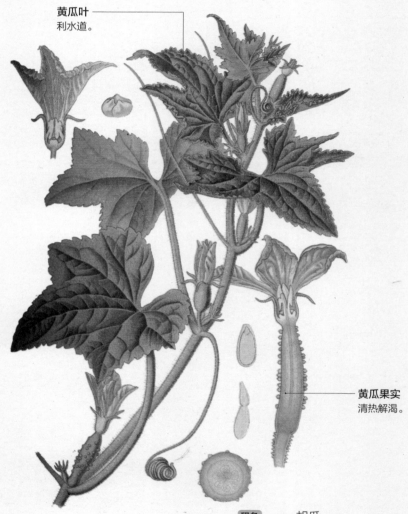

黄瓜叶
利水道。

黄瓜果实
清热解渴。

释名	胡瓜。
性味	味甘，性寒，有小毒。
有效成分	钙、磷、维生素A、维生素C。
临床应用	热病烦渴、咽喉肿痛、眼睛红肿、水火烫伤。

医家评说

唐代医学家孟诜 不能多吃，否则动寒热，多疟疾，积淤热，令人虚热上逆、少气，损阴血，发疥疮脚气、虚肿百病。患瘟疫的人，也不能食用。

明代药物学家宁源 清热解渴，利水道。

《日用本草》 除胸中热，解烦渴，利水道。

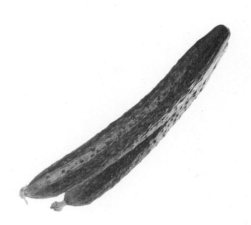

药理延伸

● 治泄泻，痢疾；清热，祛痰，镇静。
● 清热利尿。治烦渴，小便淋痛，咽喉肿痛。
● 解痉癖热毒，清烦渴。
● 气味甘寒，能清热利水。
● 治热病身热，口渴，烫伤。

形态特征

叶呈掌状，大而薄，叶缘有细锯齿。花通常为单性，雌雄同株。嫩果颜色由乳白至深绿。果面光滑或具白、褐或黑色的瘤刺。

成品选鉴

黄瓜到处都有，于二月下种，三月生苗牵藤。其叶像冬瓜叶，也有毛。四五月时开黄色花，结瓜宽度有二三寸，长的可达一尺多。瓜皮呈青色，皮上有小结像疣，皮到熟烂的时候则变为黄赤色。籽与菜瓜子相同。还有一种瓜五月下种，霜降时结瓜，白色而短。

功效

清热利水，解毒消肿，生津止渴。

养生药膳

安神益气+清热解毒

黄瓜小百合

材料：

小黄瓜1～2根，百合50克，鸡汤、盐、糖、水淀粉各少许。

做法：

❶ 百合洗净后入水氽烫；小黄瓜洗净切条后，以热水氽烫捞起。

❷ 将适量鸡汤块加入热水中溶解，放入百合、盐、糖等调味料，最后以水淀粉勾芡。

❸ 将小黄瓜摆放至盘中，淋上百合勾芡酱料即可。

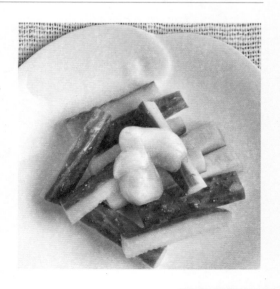

精选 调补
中药

栗

草部/五果类

✿ 板栗、锥栗两树都大。茅栗像板栗而细如橡子，其树虽小，叶也没有不同，只是春天生长，夏天开花，秋天结实，冬天枯萎。

栗小档案

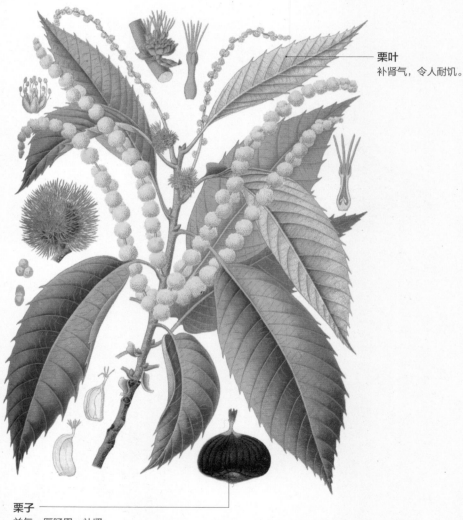

栗叶
补肾气，令人耐饥。

栗子
益气，厚肠胃，补肾气，令人耐饥。

释名	板栗。
性味	味咸，性温，无毒。
有效成分	淀粉、蛋白质、脂肪、B族维生素。
临床应用	脾胃虚弱、反胃，消瘦乏力，泄泻。

宋代药物学家寇宗奭 小儿不宜多吃，生栗难消化，熟栗则滞气。

《名医别录》 益气，厚肠胃，补肾气，令人耐饥。

隋唐医学家孙思邈 生吃，治腰脚不遂。

药理延伸

● 栗为益肾的果实，适合肾病者吃。

● 栗子生食不易消化，熟食又会滞气，一次不可食用太多。

● 消化不良、脾虚、湿热重者，不宜食用。

● 生嚼栗涂患处，疗筋骨断碎，肿痛淤血。

● 肾气虚弱，取生栗子风干。每日细嚼约三五个。

形态特征

高二三丈，苞上多刺像猬毛，每枝至少长四五个苞。苞的颜色有青、黄、红三色。苞中的籽或单或双。子壳初生时呈黄色，熟时变紫，壳内有层膜包裹住仁。栗的花呈条状，大小如筷子头，长四五寸。

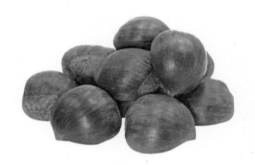

成品选鉴

《事类合璧》记载，栗树高二三丈，苞上多刺像猬毛，每枝至少长苞四五个。苞的颜色有青、黄、红三色。苞中的籽或单或双，或三或四。子壳初生时是黄色，熟时变紫，壳内有层膜包裹住仁，到九月霜降时才成熟。只有苞自己裂开掉出来的籽才能久藏，苞没裂的籽容易腐坏。栗的花呈条状，大小如筷子头，长四五寸，可用来做灯芯。

功效

滋阴补肾。

养生药膳

补肾益气+消渴

板栗香菇闷鸡翅

材料：

板栗300克、香菇6朵，鸡翅50克，姜4片，香菜适量，料酒、水淀粉各2小匙，蚝油1大匙，盐少许。

做法：

❶ 板栗用水烫过冲凉，剥壳备用；香菇去蒂后，泡水；将鸡翅剔除骨头，冲洗掉血水，剁成块，然后加入水淀粉、蚝油、盐腌渍25分钟左右。

❷ 开火，加油至锅中烧热，加入备好的板栗肉翻炒，然后加入备好的香菇、鸡翅一起炒熟透。

❸ 加入适量开水、蚝油、盐，焖10分钟起锅，撒上香菜即可。

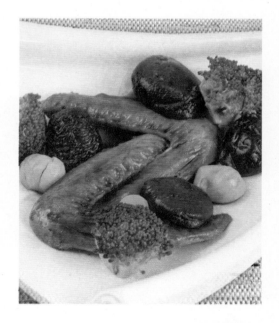

精选 调补
中药

草部/山果类

梨

❀ 梨树高二三丈，叶尖光腻有细齿，二月开白花像雪，花为六瓣。乳梨即雪梨，鹅梨即绵梨，消梨即香水梨。这几种梨都是上品，可以治病。

梨小档案

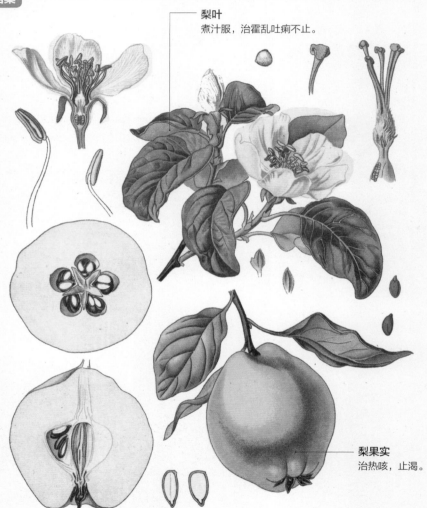

梨叶
煮汁服，治霍乱吐痢不止。

梨果实
治热咳，止渴。

释名	快果、果宗、玉乳、蜜父。
性味	味甘，微酸，性寒，无毒。
有效成分	蛋白质、维生素A、维生素B_1、维生素B_2、维生素C，钠、钾、镁、铁。
临床应用	咳嗽，暗风失音。

医家评说

唐朝医学家苏恭　治热咳，止渴。切成片贴烫伤，可止痛不烂。

《开宝本草》　治客热，中风不语，伤寒发热，解丹石热气，疗惊邪，利大小便。

《日华子诸家本草》　除贼风（气候异常形成的邪气），止心烦气喘热狂。将梨捣碎，取汁饮用，可吐风痰。

唐代医学家孟诜　治急性伤风失音，用生梨捣成汁频服。胸中痞塞热结者，宜多吃。

形态特征

梨树高二三丈，叶尖光腻有细齿，二月开像雪的白花，花为六瓣。梨有青、黄、红、紫四种颜色。

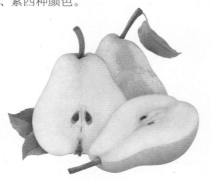

药理延伸

● 多吃梨实会让人寒中萎困。有金疮、哺乳的母亲、血虚者，不可食用。

●《别录》谈梨，只说坏处，不说好处。陶弘景说，梨不入药用，大概是因为古人说到病大多与风寒有关，用药都是桂、附之类，所以不知道梨有治风热、润肺凉心、消痰降火、解毒的作用。梨有很多益处，但也不宜过多食用。

成品选鉴

梨核每颗有十余子，种之惟一、二子生梨，余皆生杜。杜，即棠梨也。梨品甚多，必须棠梨、桑树接过者，则结子早而佳。梨有青、黄、红、紫四色。好梨多产于北土，南方惟宣城者为胜。乳梨（即雪梨），产于宣城，皮浓而肉实，其味极长；鹅梨（即绵梨），河之南北州郡皆有之，皮薄而浆多，味差短，其香则过之。

功效

润肺清心，消痰止咳。

养生药膳

安神强心+润肺

雪梨人参乌鸡汤

材料：
雪梨1个、人参10克、黑枣5颗、乌骨鸡300克、盐5克、味精5克。

做法：

❶ 雪梨洗净，切块去核；乌骨鸡洗净，剁成小块；黑枣洗净；人参洗净切大段。

❷ 锅加水煮沸，放入乌骨鸡块，余烫去除血水后捞出。

❸ 锅中加油烧热，投入乌骨鸡块，爆炒后加适量清水，再加雪梨、黑枣、人参，一起以大火炖30分钟，加盐、味精调味即可。

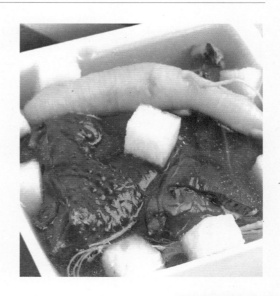

橄榄

✿ 橄榄树高，在果子将熟时用木钉钉树，或放少许盐在树皮内，果实一夜之间自落。橄榄果生食很好，蜜渍、盐藏后可贩运到远方。

橄榄小档案

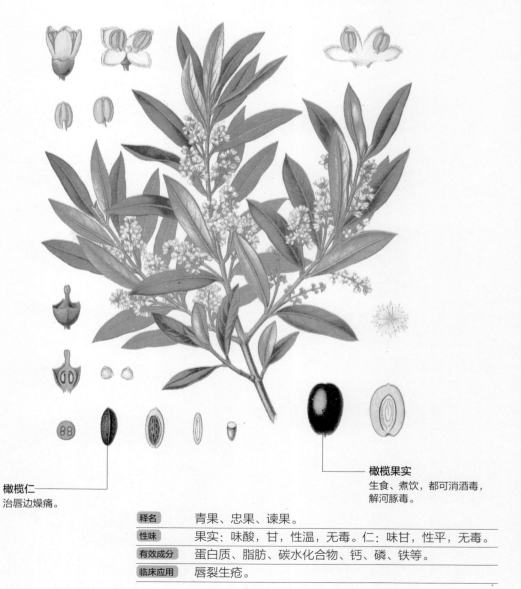

橄榄仁
治唇边燥痛。

橄榄果实
生食、煮饮，都可消酒毒，解河豚毒。

释名	青果、忠果、谏果。
性味	果实：味酸，甘，性温，无毒。仁：味甘，性平，无毒。
有效成分	蛋白质、脂肪、碳水化合物、钙、磷、铁等。
临床应用	唇裂生疮。

医家评说

金元四大家之一朱震亨 橄榄味涩而甘，醉酒、饮食后宜食。然而性热，多吃会致上腹胀闷。

《日华子诸家本草》 开胃下气，止泻。

明朝医学家李时珍 生津液，止烦渴，治咽喉痛。咀嚼咽汁，能解一切鱼、鳖毒。橄榄经盐渍后就会变得不苦涩，与栗子同食，味道更香。

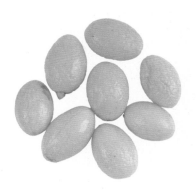

药理延伸

- 健胃止泻，解毒解酒，又利关节。
- 可以清肺，消痰利咽喉。
- 生食、煮饮，都可消酒毒，解河豚毒。唇边燥痛，取榄仁研烂敷于患处。
- 生吃、煮汁，都能解各种毒。

形态特征

树高丈余，叶像榉柳。形如长枣，两头尖，为青色。核也是两头尖而有棱，核内有三个洞，洞中有仁，可以食用。

成品选鉴

橄榄尽管成熟，但颜色还是青的，所以叫青果。其中黄色的不能食用。王祯说，橄榄初食味道苦涩，久后感觉口味甘甜。王元之作诗将它比喻为忠言逆耳，所以人们叫它谏果。

功效

开胃下气。

养生药膳

滋养美容+生津清热

橄榄油黄瓜沙拉

材料：

橄榄油2大匙、小黄瓜100克、百合20克、黄豆20克、葡萄柚汁30毫升、蜂蜜适量、金银花10克、连翘10克。

做法：

1. 金银花、连翘放入纱布袋，置入锅中以小火煮沸，约1分钟后关火，滤取药汁备用。
2. 黄瓜洗净，刨出片状；百合、黄豆用水煮熟，加橄榄油拌匀。
3. 将药汁与葡萄柚汁均匀淋在主料上面，即可食用。

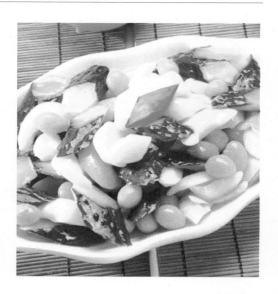

精选 调补
中药

草部/夷果类

槟榔

❀ 槟榔树初生时像笋竿，引茎直上。茎干很像桃榔、椰子而有节。果实五月成熟，剥去外皮，煮其肉然后晒干。槟榔树不耐霜，不能在北方种植，只能生长在南方。

槟榔小档案

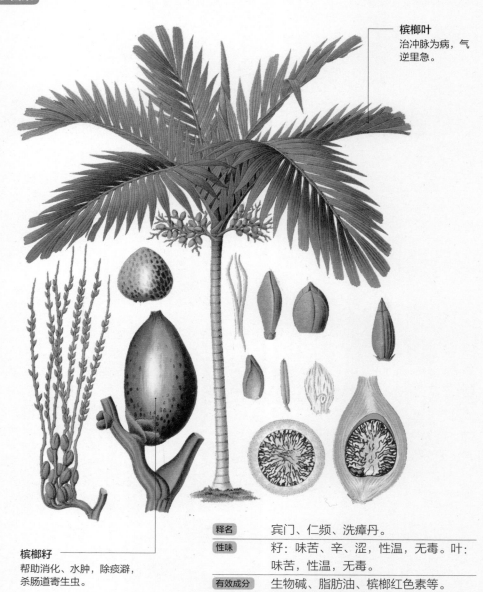

槟榔叶
治冲脉为病，气逆里急。

槟榔籽
帮助消化、水肿，除痰澼，杀肠道寄生虫。

释名	宾门、仁频、洗瘴丹。
性味	籽：味苦、辛、涩，性温，无毒。叶：味苦，性温，无毒。
有效成分	生物碱、脂肪油、槟榔红色素等。
临床应用	醋心吐水，口舌生疮。

医家评说

金元四大家之一朱震亨 主消谷逐水，除痰癖，杀肠道寄生虫。

《日华子诸家本草》 治腹胀，将其捣成粉末服下，能利水，对肛门效用佳。用来敷疮，能生肉止痛。烧成灰，可用来敷治口吻白疮。

隋唐名医甄权 能宣利五脏六腑壅滞，破胸中气，下水肿，治心痛积聚。

形态特征

其叶片不分枝，叶脱落后形成明显的环纹。小叶片呈披针状线或线形，基部较狭，顶端小叶有不规则分裂。花序着生于最下一叶的基部，呈倒卵形，光滑，花序多分支。

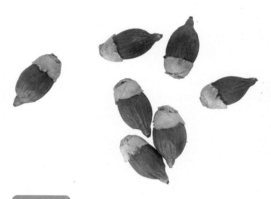

药理延伸

● 甘槟榔代茶饮，可用来抵御瘴疠，其功能有四：一能让人兴奋，有如酒醉，食后不久则两颊发红，似饮酒状，即苏东坡所谓"红潮登颊醉槟榔"；二能使醉酒的人清醒，大概因槟榔能宽痰下气，所以醉意可消；三是能使饥饿的人感觉饱足；四能使饱食的人觉得饥饿。因空腹食用，会感到气盛如饱；饱后吃，则能使食物很快消化。

● 治泻痢后重，心腹诸痛，大小便气秘，痰气喘急，疗各种疟疾，御瘴疠。

成品选鉴

槟榔树初生时像笋竿，引茎直上。茎干有节很像椰子，旁无分枝，条从心生。顶端有叶如甘蕉，叶脉成条状参差开裂，风吹时像羽扇扫天。三月时，叶中突起一房，自行裂开，出穗共数百颗，大如桃李。穗下生刺累累以护卫果实。果实五月成熟，剥去外皮，煮其肉然后晒干。此外，槟榔树不耐霜，不能在北方种植，只能生长在南方。

功效

驱虫，消积，下气，行水，截疟。

养生药膳

滋养美容+生津清热

槟榔炖豆腐

材料：

嫩豆腐500克，木耳30克，笋片30克，槟榔3克，葱、蒜、姜末少许，酱油、盐、味精、料酒、鲜汤、猪油、花椒油。

做法：

❶ 将豆腐切成小方块，在开水锅内浸透，捞出备用。木耳洗净，笋片切成雪花片，备用。

❷ 锅内放入猪油至热，将豆腐和配菜下锅，加入槟榔、葱、蒜、酱油、盐、味精、料酒和鲜汤炖熟，勾芡、浇些花椒油后，盛在盘内即可。

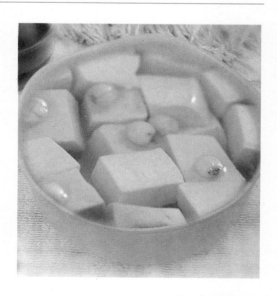

精选 调补
中药
草部/夷果类

椰 子

☀ 椰子树大者高五六丈，木像桃榔、槟榔，通身无枝。其叶生在树顶，长四五尺，直耸指天，状如棕榈，势如凤尾。

椰子小档案

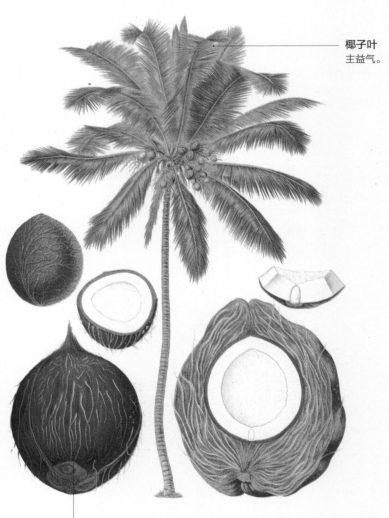

椰子叶
主益气。

椰子汁
主消渴。

释名	越王头、胥余。
性味	甘、温、气香。
有效成分	蔗糖、果糖、葡萄糖、蛋白质等。
临床应用	中暑、头发斑白。

医家评说

明代药学家汪颖 椰子瓤治风。

明代医学家李时珍 椰子瓤用来充饥，令人面容光泽。

《开宝本草》 椰子汁主消渴。用来涂头发，能让头发更黑。

形态特征

叶簇生茎顶；先端渐尖，革质。肉穗花序腋生，多分枝，雄花聚生于分支上部，雌花散生于下部；佛焰苞纺锤形，熟烂时脱落；花瓣3片，呈卵状长圆形；雌花基部有小苞片数枚；萼片阔圆形；花瓣与萼片相似，但较小。

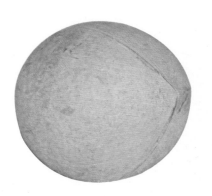

药理延伸

- 椰子汁治吐血水肿，祛风热。

- 解渴，又可以消肿止血。

- 剖开椰子，有汁如乳，非常甘香，椰子里又有一块瓤，形状像瓜蒌。纹路就像妇人的裙子皱折，其味亦如其汁。壳上有一层白肉可以挖取，都能和瓤一起做成果汁，颜色像白酒，味道类似瓤。

- 椰子汁可治疗鼻血，吐逆霍乱。壳里的肉可以益气去风。喝了不仅消渴，涂在头上也可以让头发变黑。

- 益中气虚弱，且预防瘫痪偏风。

成品选鉴

二月开花成穗，出于叶间，长二三尺。上连果实，一穗有数枚，小的如栝楼，大的如寒瓜，长七八寸，直径四五寸，悬在树端。椰子在六七月成熟，外有粗皮包着。皮内有核，圆而黑润，非常坚硬。壳内有白肉瓤，如凝雪一般，味道甘美像牛乳。椰壳磨光，可做容器。《唐史》记载番人用椰花造酒，也能醉人。

功效

补脾益肾。

养生药膳

香浓顺滑+减肥塑形

柳橙菠萝椰奶

材料：

柳橙50克，柠檬30克，菠萝60克，椰奶35毫升。

做法：

❶ 柳橙、柠檬洗净，对切后榨汁；菠萝去皮，切块。

❷ 将全部材料放入果汁机内，高速搅打30秒，再倒入杯中，加入碎冰即可。

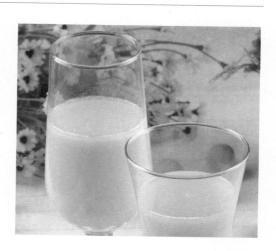

精选 调补
中药
草部/味果类

胡 椒

☀ 胡椒，其味辛辣似椒，为大温之物，不宜多食。李时珍曾说："胡椒大辛热，纯阳之物……自少食之，岁岁病目，而不疑及也。后渐知其弊，遂痛绝之，病目亦止。"

胡椒小档案

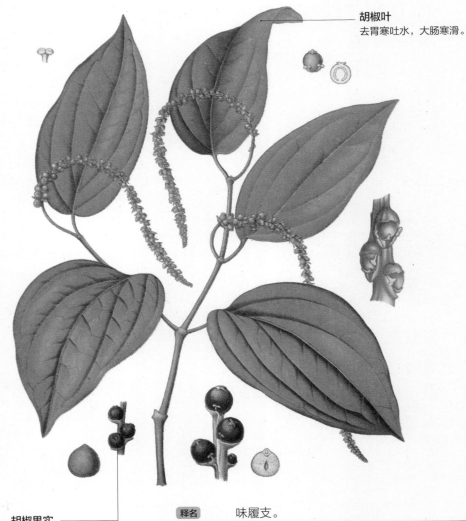

胡椒叶
去胃寒吐水，大肠寒滑。

胡椒果实
主下气温中去痰，除脏腑中冷气。

释名	味履支。
性味	果实：味辛，性大温，无毒。叶：味辛，性温，无毒。
有效成分	挥发油、胡椒碱、胡椒油碱、胡椒林碱等。
临床应用	心腹冷痛，伤寒咳逆、日夜不止，沙石淋痛。

医家评说

隋唐药学家李珣 去胃口虚冷气，积食不消，霍乱气逆，心腹疼痛，冷气上冲。

《新修本草》 主下气温中去痰，除脏腑中冷气。

《日华子诸家本草》 调五脏，壮肾气，治冷痢，杀一切鱼、肉、鳖、蕈毒。

宋代药学家寇宗奭 去胃寒吐水，大肠寒滑。

形态特征

攀援状藤本，节显著膨大，常生须根。叶片呈阔卵形或卵状长圆形，先端短尖，基部圆，常稍偏斜。花通常为单性，雌雄同株，少有杂性。

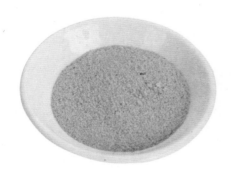

药理延伸

- 胡椒大辛热，是纯阳之物，适合肠胃寒湿的人吃。有热病的人吃了，动火伤气，深受其害。
- 多食损肺，令人吐血。
- 去胃寒吐水，大肠寒滑。
- 辛热纯阳，走气助火，昏目发疮。暖肠胃，除寒湿，治反胃虚胀，冷积阴毒，牙齿浮热疼痛。
- 杀一切鱼肉菰蕈之毒，调和一般饮食之需。下气去风痰，温中止霍乱。可预防肠胃冷痢，去除心腹冷痛。治疗产后血崩，在胡椒尚青时摘取。此外，向阳生者为胡椒，向阴生者为澄茄。化谷食，理逆气多有效；亦可消痰癖，止呕。感染伤寒咳嗽，也可以用。

成品选鉴

胡椒，因其辛辣似椒，所以得椒名，实际上并不是椒。胡椒蔓生，依附在树上，或架棚引藤。胡椒叶像扁豆、山药。正月开黄白色的花，结椒累累，缠绕在藤蔓上，形状像梧桐子，也没有核。初生的时候是青色，熟后变为红色，青的味道更辣。胡椒四月成熟，五月采收，晒干后起皱。现在人们的食品中经常用到它，已成为生活中的必需品。

功效

温中散寒，下气消痰。

养生药膳

健胃+润肺+补血

核桃鱼头汤

材料：
桂圆肉25克、鱼头1个（约500克）、豆腐250克、米酒15毫升、姜10克、葱15克、胡椒粉3克、鸡油3毫升、味精3克、核桃仁30克。

做法：
1. 将桂圆肉、核桃仁洗净；鱼头洗净；豆腐切成3厘米宽、5厘米长的块状。
2. 将鱼头、桂圆肉、核桃仁、姜、葱、豆腐、米酒同放入炖锅中，炖煮30分钟，再加入盐、味精、鸡油、胡椒粉即成。

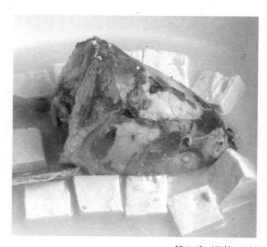

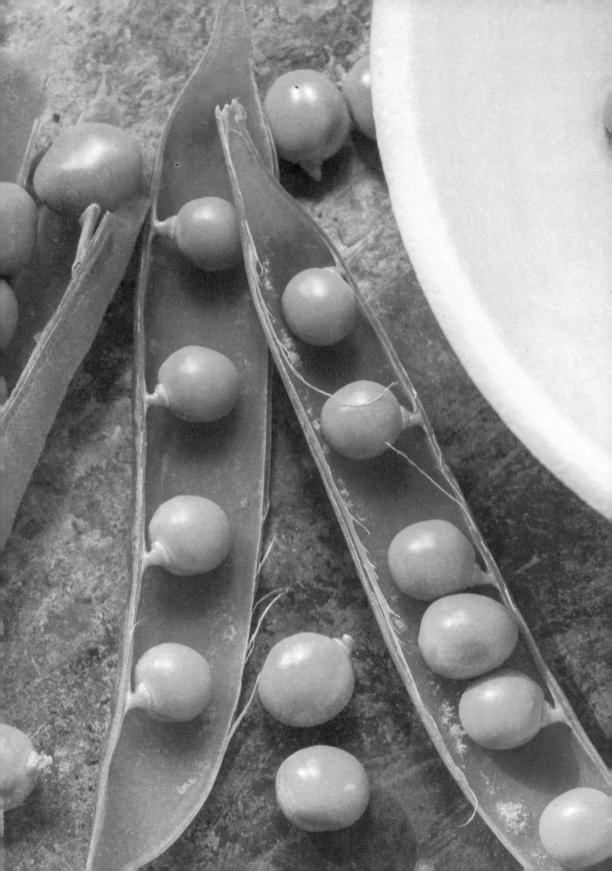

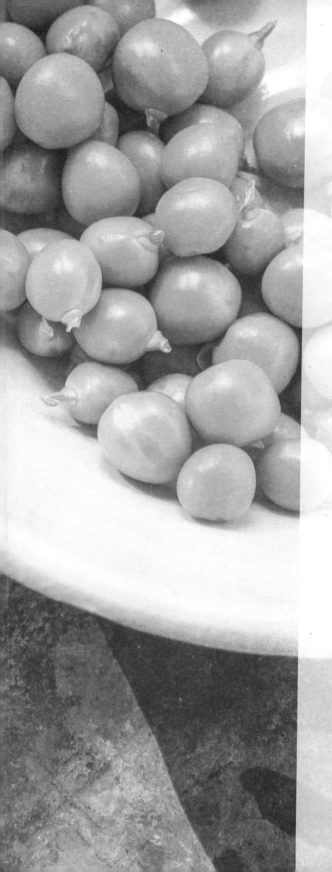

第四章

润肠利尿

润肠、利尿，是中医常用的排毒方法，排毒之后身体自然健康，这是众人所熟知的道理。利尿排毒也是解毒的重要步骤。肠道方面的疾病，是许多「吃得太好」的现代人所需要注意的。许多人常常在便秘、腹泻间循环，或是有宿便的问题，则更需要改善肠道环境，彻底排出身体毒素。

精选 润肠
中药
草部/山草类

淫羊藿

☀ 豆叶叫藿，淫羊藿的叶像豆叶，所以也叫藿。仙灵脾、千两金、放杖、刚前等名称，都是说它的功效。鸡筋、黄连祖，是因它的根形而得名。

淫羊藿小档案

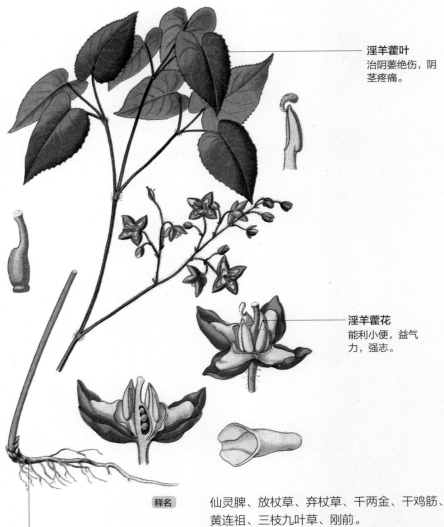

淫羊藿叶
治阴萎绝伤，阴茎疼痛。

淫羊藿花
能利小便，益气力，强志。

淫羊藿根
治男子亡阳不育，女子亡阴不孕。

释名	仙灵脾、放杖草、弃杖草、千两金、干鸡筋、黄连祖、三枝九叶草、刚前。
性味	味辛，性寒，无毒。
有效成分	黄酮类化合物、木脂素、生物碱、挥发油等。
临床应用	治疗阳痿、腰膝冷痛及半身不遂，三焦咳嗽引起的腹满，小儿夜盲。

医家评说

《神农本草经》治阴痿绝伤，阴茎疼痛。能利小便，益气力，强志。

《名医别录》坚筋骨。消除颈部、腋下的皮肤肿块与赤色化脓肿块，外洗杀虫疗阴部溃烂。男子久服，有子。

《本草分经》辛香甘温，入肝肾。补命门，益精气，强筋骨，治男子绝阳不兴，女子绝阴不产。

形态特征

茎像粟秆，叶青像杏且有刺，根为紫色、有须。

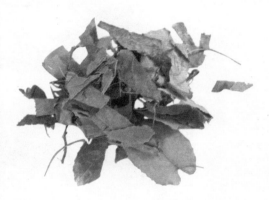

药理延伸

● 与山药、紫芝相使，放酒炒用，效果更佳。

● 淫羊藿味甘气香，性温不寒，能益精气，肾阳不足的人，尤为适宜。

● 服后使人性欲旺盛。由于西川北部有淫羊此种动物，且一日交合百遍，是因食用此草所致，故称淫羊藿。

● 治男子亡阳不育，女子亡阴不孕，老人昏昧不明，中年健忘，一切冷风劳气，筋骨挛急，四肢麻木。能补腰膝，强心力。

● 淫羊藿为手、足阳明、三焦、命门之药。

成品选鉴

淫羊藿生于大山中，在江东、陕西、泰山、汉中、湖湘间都有出产。此物一根多茎，茎像粟秆且有三个分支，一个分支上有三片叶，叶长二、三寸，像杏叶和豆蔻，表面光滑，背面色淡，其根为紫色、有须。四月开白花，但也有开紫色的，五月便可采叶晒干，其根、叶皆可使用。

功效

补肾壮阳，祛风除湿。

养生药膳

补肾阴+强筋骨+风湿

土鸡淫羊藿

材料：
土鸡300克、淫羊藿20克、生姜10克、红枣5颗。

做法：
❶ 土鸡切块，生姜去皮切片，土鸡先以沸水烫过去血水。
❷ 在锅中放入姜片、葱段、料酒，加入土鸡炒后，加入清汤、淫羊藿和红枣，炖至熟烂即可。

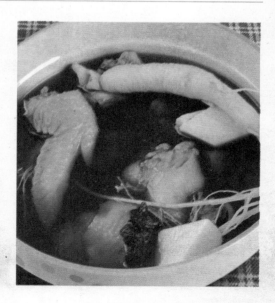

精选 润肠
中药

草部/山草类

肉苁蓉

❀ 此物补而不峻猛，所以有从容
之号。"从容"，缓和的样子。

肉苁蓉小档案

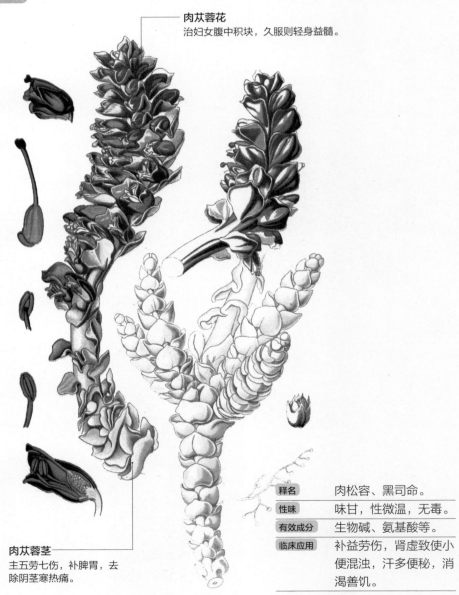

肉苁蓉花
治妇女腹中积块，久服则轻身益髓。

肉苁蓉茎
主五劳七伤，补脾胃，去
除阴茎寒热痛。

释名	肉松容、黑司命。
性味	味甘，性微温，无毒。
有效成分	生物碱、氨基酸等。
临床应用	补益劳伤，肾虚致使小便混浊，汗多便秘，消渴善饥。

医家评说

《**神农本草经**》 肉苁蓉主五劳七伤，补脾胃，可去除阴茎寒热痛；亦可养五脏，强阴益精气，以提升生育能力。并可治妇女的腹中积块，久服可轻身益髓。

《**名医别录**》 除膀胱邪气及腰痛，止痢。

《**日华子诸家本草**》 治男子阳衰不育，女子阴衰不孕。能滋五脏，生肌肉，暖腰膝。治疗男子遗精、遗尿，女子带下阴痛。

药理延伸

● 肾中命门相火不足者，可用肉苁蓉补之。因其是肾经血分药，凡服用肉苁蓉来治肾，必放心。

● 在中国西部人们多将肉苁蓉当作食物，只刮去鳞甲，用酒浸洗去黑汁，切成薄片，和山芋、羊肉一起做成羹汤，味道极佳且有益人体，胜过服补药。

● 洗去肉苁蓉的黑汁，可去除气味。只有鲜嫩者才可以用来做成羹，太老则味苦，不适合。

形态特征

扁圆柱形，稍弯曲。表面呈棕褐色或灰棕色，密覆瓦状排列的肉质鳞片。

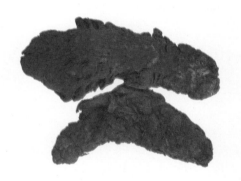

成品选鉴

肉苁蓉生于河西山阴地，呈丛生状，时值二至八月可采挖。生时像肉，羊肉羹中加入肉苁蓉，对补虚乏较佳。

功效

补肾阳，益精血，润肠通便。

养生药膳

补气养血+补肝明目+补肾益精

黑豆苁蓉汤

材料：
肉苁蓉10克，黑豆250克，贻贝200克，生姜片少许，盐适量。

做法：
❶铁锅不加油，将黑豆炒至裂开，用清水洗去浮渣，晾干。

❷用清水洗净肉苁蓉、贻贝，生姜切片备用。

❸在煲锅内放入适量的清水，将姜片投入其中，开大火煮沸。放入黑豆、肉苁蓉、贻贝，用中火煲煮3个小时，起锅前加入少许的盐调味即可。

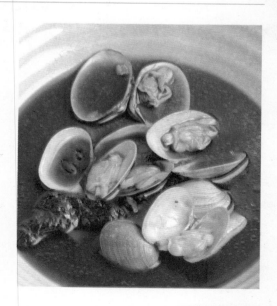

紫苏

精选 润肠
中药

草部/芳草类

☼ 苏，从稣，舒畅的意思。苏性舒畅，能行气和血，所以称之为苏。称紫苏是为了与白苏相区别。苏属荏类，而味更辛，像桂，故《尔雅》中称它为桂荏。

紫苏小档案

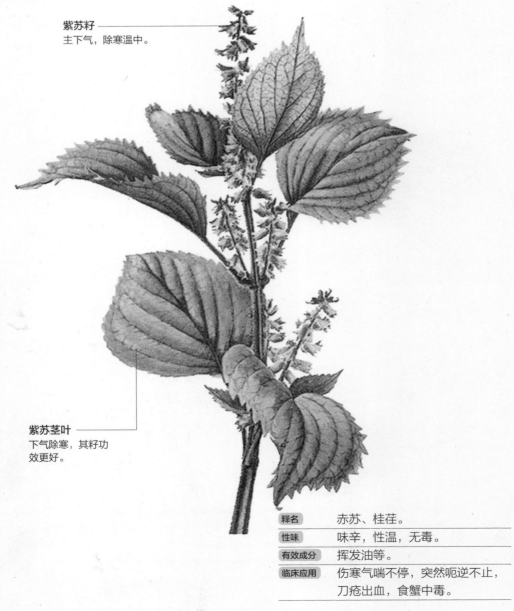

紫苏籽
主下气，除寒温中。

紫苏茎叶
下气除寒，其籽功效更好。

释名	赤苏、桂荏。
性味	味辛，性温，无毒。
有效成分	挥发油等。
临床应用	伤寒气喘不停，突然呃逆不止，刀疮出血，食蟹中毒。

《名医别录》下气除寒，其籽功效更好。

明朝医学家李时珍 解肌发表，散风寒，行气宽中，消痰利肺，可和血温中止痛，定喘安胎，解鱼蟹毒，治蛇犬咬伤。此外，可顺气、治风邪（此为中医对外界环境致病因素的称呼），利膈宽肠。

《日华子诸家本草》调中，益五脏，止霍乱呕吐反胃，补虚劳，健身体，利大小便，破症结，消五膈，消痰止咳嗽，润心肺。

形态特征

　　紫苏为一年生草本植物，具有特异芳香，茎直立，断面四棱，其株多分枝，密生细柔毛，呈绿色或紫色。此外，叶两面有时全绿或全紫，而叶面绿色，叶背紫色者亦有。

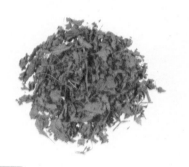

药理延伸

● 紫苏茎叶不能与鲤鱼一起吃，恐会生毒疮。

● 紫苏在现在是重要的药物。其味辛，入气分；其色紫，入血分。与橘皮、砂仁同用，则行气安胎；与藿香、乌药同用，则温中止痛；与香附、麻黄同用，则发汗解肌；与川芎、当归同用，则和血散血；与木瓜、厚朴同用，则散湿解暑，治霍乱、脚气；与桔梗、枳壳同用，则利膈宽肠；与杏仁、萝卜籽同用，则消痰定喘。

成品选鉴

　　紫苏的茎呈方形，叶圆而尖，四周有锯齿。生长在肥沃土地上的，叶片正面、背面都是紫色；而生长在贫瘠土地上的，叶片正面为青色，背面则为紫色。夏季采其叶，可做成汤食用。五六月份将叶连其根一起采收，用火煨根，阴干，即使时间久了，叶子也不会落下。九月半枯时收取种子可以榨取油。

功效

　　解表散寒，行气宽中。

养生药膳

养阴凉血+清热生津

纤瘦蔬菜汤

材料：
紫苏10克、苍术10克、白萝卜200克、番茄250克、玉米笋100克、绿豆芽15克、白糖适量。

做法：
❶ 紫苏、苍术与清水800毫升入锅中，以小火煮沸，滤取药汁备用。
❷ 白萝卜去皮洗净，刨丝；番茄去蒂头洗净，切片；玉米笋洗净切片。
❸ 药汁放入锅中，加入全部蔬菜材料煮沸，放入调料即可食用。

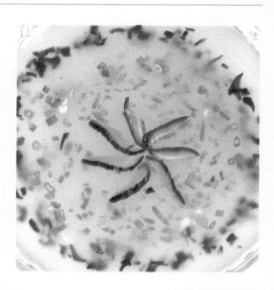

精选 润肠

中药

草部/隰草类

车前

❀ 陆玑《诗义疏》上说，此草爱长在路旁及牛马足迹中，所以有车前、当道、马舃、牛遗的名称。因蛤蟆喜藏伏在此草的下面，所以江东称其为蛤蟆衣。

 车前小档案

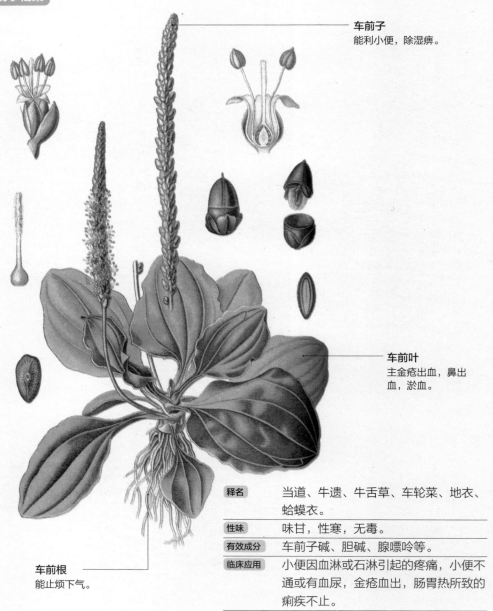

车前子
能利小便，除湿痹。

车前叶
主金疮出血，鼻出血，淤血。

车前根
能止烦下气。

释名	当道、牛遗、牛舌草、车轮菜、地衣、蛤蟆衣。
性味	味甘，性寒，无毒。
有效成分	车前子碱、胆碱、腺嘌呤等。
临床应用	小便因血淋或石淋引起的疼痛，小便不通或有血尿，金疮血出，肠胃热所致的痢疾不止。

医家评说

《神农本草经》 车前子主下腹至阴囊胀痛、小便不畅或尿后疼痛，能利小便，除湿痹。

《日华子诸家本草》 通小便淋涩，壮阳。治脱精，心烦，下气。

《医学启源》 主小便不通，导小肠中热。

《滇南本草》 消上焦火热，止水泻。

形态特征

　　叶子满地像匙面，连年生长者约长一尺多。从中抽出数茎，其结长之穗像鼠尾。穗上的花很细密，色青微红，而果实呈红黑色。

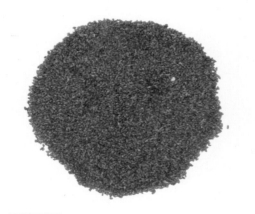

药理延伸

● 使用前须以水淘去泥沙，晒干。要炒过才能入汤液；入丸散，则应以酒浸泡一夜，蒸熟研烂，做成饼晒干，再焙后研末。

● 车前子，能利小便而不走气，与茯苓作用相同。

● 车前子主男子伤中，女子小便淋漓不尽、食欲不振，能养肺，强阴益精，明目，疗目赤肿痛。车前草及根可主治金疮出血，鼻出血、淤血、血块、便血、小便红赤，能止烦下气，除小虫。

● 车前子去风毒，肝中风热，毒风冲眼，赤痛障翳，头痛，流泪。能压丹石毒，除心胸烦热。

● 车前子清小肠热，止暑湿气伤脾所致的痢疾。

成品选鉴

　　车前草在初春时长出幼苗，叶子满地像匙面，连年生长者，其长可到一尺多。人们在五月采苗，七八月采果实，也有在园圃里种植，并采其嫩苗入菜食用。

功效

　　利水通淋，明目祛痰。

养生药膳

利尿清热+健脾胃+益肾

车前草猪肚汤

材料：

鲜车前草150克、薏仁30克、杏仁10克、红枣3颗，猪肚2副，猪瘦肉250克，盐5克，花生油、淀粉各适量。

做法：

❶ 猪肚用花生油、淀粉反复搓揉，除去黏液和异味，洗净，稍余烫后，取出切块。

❷ 鲜车前草、薏仁、红枣等分别洗净。

❸ 将适量清水放入瓦煲内，煮沸后加入所有材料，大火烧开后转小火煲熟。

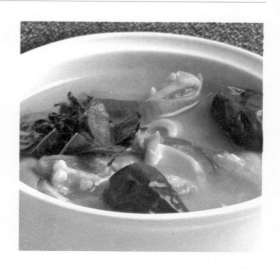

精选 润肠
中药
草部/水草类

泽泻

❀ 除去水患叫泻，如泽水之泻。因禹能治水，所以称泽泻为禹孙。

泽泻小档案

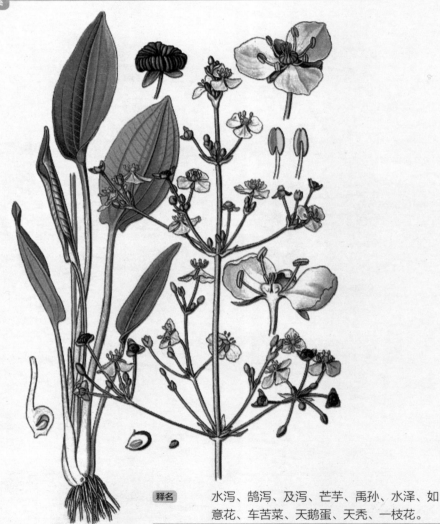

泽泻根
主风寒湿痹，乳汁不通，能养五脏，益气力。

释名	水泻、鹄泻、及泻、芒芋、禹孙、水泽、如意花、车苦菜、天鹅蛋、天秃、一枝花。
性味	味甘，性寒，无毒。
有效成分	挥发油、生物碱、天门冬素、树脂等。
临床应用	水湿肿胀，暑天吐泻、头晕、口渴、小便不利，带下，痰饮停留以及肾阴不足、虚火亢盛。

医家评说

战国时代名医扁鹊 多服，伤人眼。

南北朝名医徐之才 与海蛤、文蛤相畏。

《神农本草经》 主风寒湿痹，乳汁不通，能养五脏，益气力，使人肥健，可消水。

隋唐名医甄权 主肾虚遗精、滑精，治五淋，利膀胱热，能宣通水道。

形态特征

　　泽泻的沉水叶为条形或披针形，而挺水叶则呈宽披针形、椭圆形或卵形。地下茎呈球形或卵圆形，密生多数须根。花丛自叶丛中生出，为大型轮生状的同锥花序，小花梗长短不一。

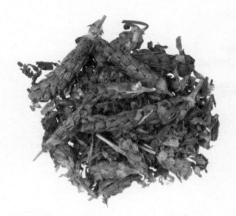

药理延伸

● 入肾经，去旧水，养新水，利小便，消肿胀，能渗泄止渴。

● 利水，治心下水痞（因水气上逆所造成的气机不顺）。

● 渗湿热，行痰饮，止呕吐泻痢，疝痛脚气。

● 泽泻是除湿的圣药，入肾经，可治小便淋沥，去阴部潮湿。但若无此病服用，恐会使人目盲。

● 主头晕耳虚鸣，筋骨挛缩，通小肠，止尿血，主难产，补女人血海，使人有子。

● 补虚损五劳，除五脏气血阻塞不顺畅的症状，起阴气，止泄精、消渴、淋漓，逐膀胱三焦停水。

成品选鉴

　　泽泻生于汝南沼泽地，五月采叶，八月采根，九月采实，必须要阴干才可使用。因为泽泻易坏、遭虫蛀，故须密封保存。山东、四川、江西等都有泽泻，其中以陕西出产为佳。其春天生苗，多在浅水中，叶像牛舌，独茎而长。秋末采根，晒干即可使用。

功效

　　利水渗湿，泄热。

养生药膳

降血脂+强体+补肝肾

六味地黄鸡汤

材料：

泽泻10克，熟地25克，山茱萸10克，山药10克，丹皮10克，茯苓10克，红枣8颗，鸡腿1只。

做法：

① 鸡腿洗净，剁成块，放沸水中余烫，捞出，备用。药材冲干洗净，备用。

② 将鸡腿和所有药材盛入炖锅中，加适量水以大火煮开，煮沸后再转小火慢炖30分钟即成。

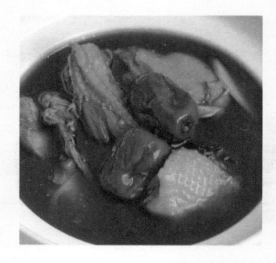

精选 润肠
中药

草部/菽草类

豌豆

❀ 因其苗柔弱弯曲，故名豌豆。最早种于胡地，嫩时为青绿色，老时麻斑花色，因此又有胡豆、戎豆、青豆、斑豆、麻豆等许多名称。

豌豆小档案

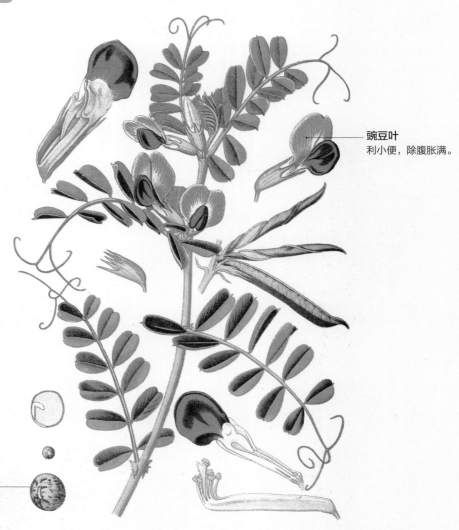

豌豆叶
利小便，除腹胀满。

豌豆果实
治消渴。

释名	胡豆、戎菽、回回豆、毕豆、青小豆、麻累、麻豆。
性味	果实：味甘，性平，无毒。叶：味甘，无毒。
有效成分	维生素 C、胡萝卜素、铁、膳食纤维、钾等。
临床应用	乳汁不通，脾胃不适，呃逆呕吐，心腹胀痛，口渴泻痢。

唐代医学家陈藏器 清煮食用，治消渴。

唐代医学家孙思邈 治寒热热中，除吐逆，止下泻痢疾，利小便，除腹胀满。

《本草从新》 理脾胃。

《医学纂要》 利小便。

药理延伸

● 由于豌豆属土，故主治脾胃之病。

● 豌豆苗有除皱的功效。

● 煮成汤喝，能解乳石毒发。研成末，可涂痈肿痘疮。用豌豆粉洗浴，可除去污垢，使人面色光亮。

● 能调营卫，益中平气。煮来食用，能下乳汁。可作酱用，但多食将引发气病。

形态特征

其小叶呈长圆形至卵圆形，全缘。花冠为白色或紫红色；花柱扁，内侧有须毛。荚果呈长椭圆形，内有坚纸质衬皮；种子为圆形，有2～10颗，为青绿色，干后变为黄色。

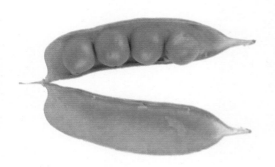

成品选鉴

豌豆宜在八九月间下种，豆苗柔弱如蔓，有须。叶像蒺藜叶，两两对生，嫩的时候可以吃。三四月间开像小花、小飞蛾的形状，花呈淡紫色。其豆荚长约一寸，其籽圆如药丸，也像甘草籽。胡地所产的豌豆籽有如杏仁一般大。豌豆煮、炒都很好，用来磨粉又白又细腻。各种杂粮之中，以豌豆为上。还有一种野豌豆，颗粒很小但不堪食用，只有苗可吃，称翘摇。

功效

补中益气，利尿。

养生药膳

健脾益胃+滋肾益精

豌豆炒山药

材料：

豌豆50克，竹荪、香菇、胡萝卜、辣椒各适量，盐3克，水淀粉适量，生山药250克，冬笋200克。

做法：

❶ 香菇轻划十字，备用。豌豆荚、胡萝卜、辣椒斜切片，山药、冬笋切薄片，竹荪切段。

❷ 烧热油锅，放入香菇、辣椒稍微拌炒，放入胡萝卜、山药等同炒，再加少许的水。收汁后放入豌豆荚、竹荪，最后用水淀粉勾一层薄芡即可。

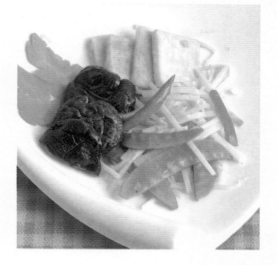

精选 润肠
中药

草部/水草类

海带

☀ 海带产于东海水中的石头上，像海藻但要粗些，柔韧且长。中医用其利水，作用比海藻强。

海带小档案

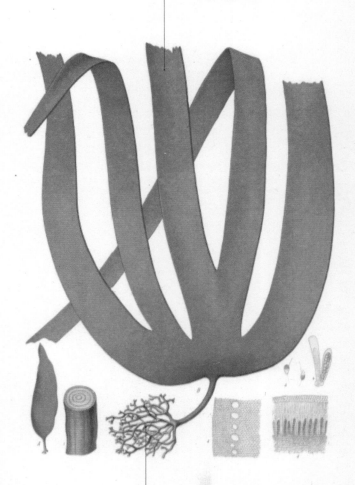

海带叶
治地方性甲状腺肿大。

海带根
主催生，治妇人病，疗水肿。

释名	纶布、昆布。
性味	味咸，性寒，无毒。
有效成分	碘、钾、褐藻酸、甘露醇等。
临床应用	痰饮水肿，瘿瘤，睾丸疼痛。

医家评说

《嘉祐补注本草》 主催生，治妇人病，疗水肿。

《名医别录》 其性寒味咸无毒，入脾、胃二经。能软坚散结，消痰平喘，通行利水。对瘿瘤（颈项或腋窝出现的淋巴结核）、痰热咳喘、水肿最宜。

《本草经疏》 海带咸能软坚，其性润下，寒能除热散结，故主十二种水肿，肛瘘（肛门周围的疮口反复流脓或脓血，甚至流出粪便）。

《食疗本草》 下气，久服海带令人瘦。

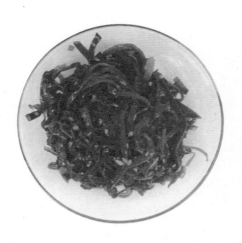

形态特征

　　藻体为褐色，呈长带状。藻体大致可分为固着器、柄部和叶片三大部分。固着器为假根状，柄部粗短呈圆柱形，柄上部为宽大长带状的叶片。在叶片中央有两条平行的浅沟，中间为中带部，其两缘较薄有波状皱褶。

药理延伸

● 可治水肿脚气，但脾胃虚寒或身体消瘦的人不宜多吃。

● 可治小便不利。

● 消痰软坚、利水。

● 治部分甲状腺肿大。

成品选鉴

　　海带生长在东海，色黑黄，其韧度足以制作成绳索，是一种纯天然的海洋植物，长度约3～4厘米，因其在海底大片生长，故有"海底森林"之称。海带常在水温较低的浅海中生长，被评为经济价值较高的海洋食物。

功效

　　消痰软坚，利水消肿。

养生药膳

美容排毒+抗氧化+消脂通便

素高汤

材料：

干海带50克，香菇50克，圆白菜300克，胡萝卜、白萝卜各300克，黄豆芽100克，玉米200克，醋适量。

做法：

❶ 将干海带、香菇等蔬菜材料都洗净，沥干水分，备用。

❷ 将洗净的干海带用水浸泡1个小时。锅洗净、上火，倒入适量的水，将水煮滚，加入所有材料。用小火煮一个半小时，再将材料取出即成。

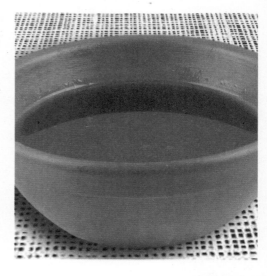

精选 润肠
中药
草部/蔽草类

芝麻

☼ 按沈括的《梦溪笔谈》所说，胡麻也就是今天的芝麻。古时中国只有大麻，它的果实叫蕡。汉朝时张骞从大宛引进油麻种植，所以又称胡麻。

芝麻小档案

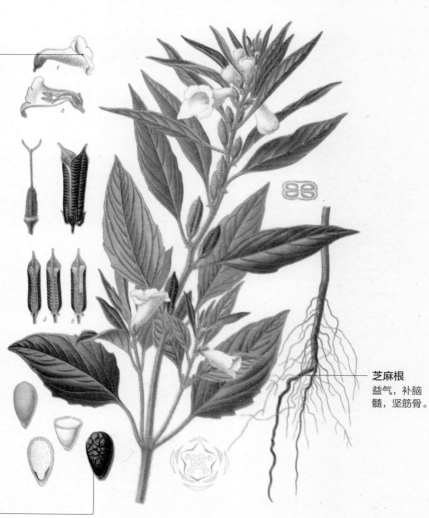

芝麻花
主五脏邪气，风寒湿痹。

芝麻根
益气，补脑髓，坚筋骨。

芝麻籽
主秃发。

释名	胡麻、巨胜、方茎、狗虱、油麻、脂麻。
性味	味甘，性寒，无毒。
有效成分	脂肪油、氨基酸、微量元素、维生素E等。
临床应用	精血亏虚，头晕眼花，须发早白，肠燥便秘。

《神农本草经》 主伤中虚亏，补五脏，增气力，长肌肉，填髓脑。长期服用，轻身不老。

《名医别录》 坚筋骨，明耳目，耐饥渴，延年益寿。治疗金疮、止疼痛，以及伤寒温疟呕吐后身体虚热嗜睡。

明朝医学家·李时珍 能解热毒、食毒、虫毒，杀诸虫蝼蚁。此外，亦可祛风、润肠。

形态特征

　　茎直立呈方形，表面有纵沟；而叶对生，呈椭圆形或披针形；蒴果呈筒状，长2～3厘米，成熟后会裂开，弹出种子。

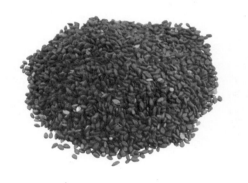

药理延伸

● 香油为炒熟芝麻所出，味道香美。如果煎炼过后，则与火无异。

● 炒后服用，可预防中风。而中风患者长期食用，可行走正常，语言顺达。

● 芝麻花能润大肠。

● 能补中益气，润养五脏，滋补肺气，止心惊，利大小肠，耐寒暑，逐风湿气，治劳伤，产后体虚疲乏。此外亦能催生，使胎盘尽快剥离。而将它研成细末涂抹在头发上，能促进头发生长。将芝麻和白蜜蒸成糕饼，可治百病。

● 生嚼涂抹在小孩的头疮上，有一定疗效。煎成汤洗浴，疗恶疮和妇女的阴道炎。

成品选鉴

　　芝麻就是指胡麻，分迟、早两种，有黑、白、红三种颜色，茎秆都呈方形。它在秋季开白花，亦有开紫花者。其茎高三四尺，有的一茎独上生长，每节的角都紧贴茎而籽少。有些分支多而四面散开，其角多籽多，这是因苗的稀疏不同而致。其叶片有些叶基圆而叶端尖锐，有些则是叶基圆而叶端成三丫形，如鸭掌般，晋朝医家葛洪称其一叶两尖者为"巨胜"。

功效

　　补益肝肾，润肠通便。

养生药膳

滋阴养胃+益气活血+生津润肺

黑白芝麻炒青菜

材料：
黑芝麻、白芝麻、芹菜茎、胡萝卜、姜、盐、砂糖、香油各适量，干黑木耳、白木耳各15克。

做法：
1 黑木耳、白木耳以温水泡开、洗净；芹菜切段；胡萝卜切丝。上述材料皆以开水余烫，捞起备用。

2 将黑、白芝麻以香油爆香，拌入所有食材即可起锅，最后加入盐、糖腌渍30分钟即可。

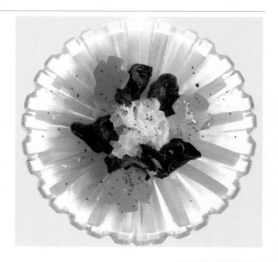

精选 润肠
中药

草部/柔滑类

苜蓿

☀《西京杂记》上说，苜蓿原出自大宛，汉使张骞出使西域才将其带回中原。现在各处田野都有，陕西、甘肃一带也有栽种。

苜蓿小档案

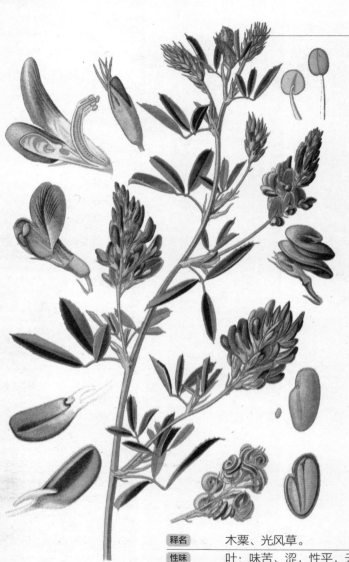

苜蓿叶
安中利人，可以长期食用。

释名	木粟、光风草。
性味	叶：味苦、涩，性平，无毒。根：性寒，无毒。
有效成分	蛋白质、苜蓿素等。
临床应用	尿路结石，膀胱结石，水肿，淋证，消渴。

医家评说

《名医别录》 安中利人，可以长期食用。

宋代药学家寇宗奭 利大肠、小肠。

北宋药物学家苏颂 把苜蓿晒干食用，对人有益。

明朝医学家李时珍 捣取汁煎服，可治疗砂石淋痛（小便刺痛）。

形态特征

　　苜蓿主根长，多分枝。茎通常直立，近无毛。复叶有三片小叶，小叶呈倒卵形或倒披针形，顶端圆，中肋稍凸出，上半部叶有锯齿，基部呈狭楔形；托叶则呈狭披针形，全缘。

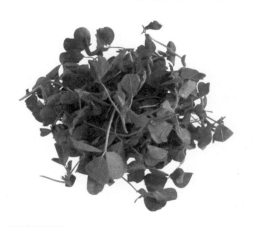

药理延伸

● 苜蓿不可与蜜同吃，否则会腹泻。
● 紫花苜蓿可助消化，改善贫血。
● 性凉，少吃为好。多吃会令冷气入筋中，使人瘦。此外，苜蓿亦利五脏，轻身健体，去脾胃间邪热，通小肠诸恶热毒，可煮熟拌酱食用，也可煮成羹汤。
● 苜蓿根治疗热病烦闷，眼睛发黄，小便黄，酒疸，取苜蓿根捣汁服一升，可使人呕吐后即愈。

成品选鉴

　　苜蓿每年自生自发。割其苗可作蔬菜食用，一年可收割三次。苜蓿二月生新苗，一颗有数十条茎，茎很像灰藋。一个枝丫上有三片叶子，叶子像决明叶，但小如手指尖，颜色有像碧玉般的翠绿色。入夏后到秋天，苜蓿开黄色的小花。其荚为圆扁形，周围有刺，老了则变黑色。此外，荚内有米，可以做饭，也可用来酿酒。

功效

　　清解胃热，利尿除湿。

养生药膳

滋阴养胃+益气活血+生津润肺

苜蓿芽寿司

材料：

苜蓿芽35克、黑米200克、寿司海苔片2片、细白糖1大匙、寿司醋2大匙、盐适量、纱布袋1个、麦芽10克、生地8克。

做法：

❶ 全部药材放入纱布袋，下锅以小火煮沸，约1分钟后关火，滤取药汁备用。

❷ 黑米洗净，倒入药汁，用电饭锅煮熟，趁热拌入细白糖、盐备用。

❸ 寿司海苔片摊平，铺上1/2的米饭，再放上1/2的苜蓿芽，卷成寿司形状即可。

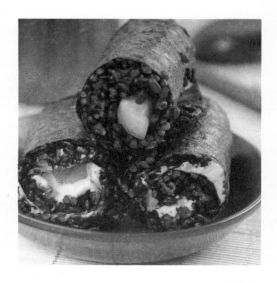

精选 润肠
中药

草部/隰草类

灯心草

此草属龙须一类，但龙须紧小而瓢实，此草稍粗而瓢虚白。吴人栽种，取瓢为灯炷，以草织席及蓑衣。服食丹药的人以它来伏硫黄、朱砂。

灯心草小档案

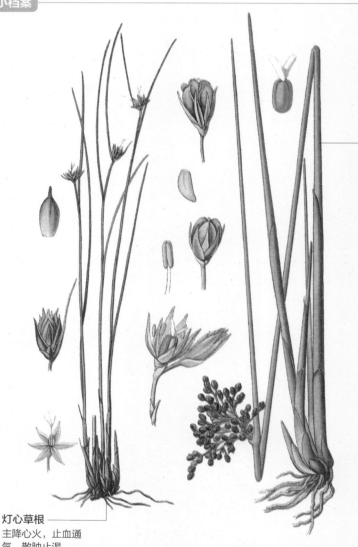

灯心草茎
泻肺，治外生殖器阻涩不利。

灯心草根
主降心火，止血通气，散肿止渴。

释名	胡须草。
性味	味甘，性寒，无毒。
有效成分	脂肪油、蛋白质、纤维等。
临床应用	淋证，心烦失眠，口舌生疮。

医家评说

易水学派创始人·张元素 泻肺，治外生殖器阻塞不利，行水，除水肿，小便不利。

《医学启源》 通阴窍涩，利小水，除水肿闭，治五淋。

《药品化义》 灯心，气味俱轻，轻者上浮，专入心肺。性味俱淡，淡能利窍，使上部郁热下行，从小便出。

形态特征

为多年生草本，根茎横走，密生须根。叶为鞘状，呈红褐色或淡黄色，叶片则退化成刺芒状。花为聚伞样貌，种子为褐色。

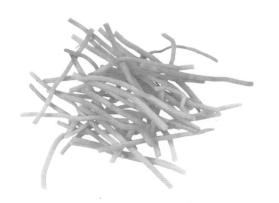

药理延伸

- 治五淋，宜生煮服用。
- 治急性咽喉肿痛且吞咽困难，将灯心草烧灰吹之可治疗。烧灰涂乳上，喂小儿，能止小儿夜啼。
- 降心火，止血通气，散肿止渴。烧灰入轻粉、麝香，治阴部溃烂、化脓。

成品选鉴

灯心草生于江南泽地，丛生，茎圆，外形细而长直，人们常用来编席。此外，陕西也有生产。将其蒸熟晒干，能折取中心的白瓤来点灯，称为熟草。如果不蒸，就能生干剥取者，为生草，而入药宜用生草。

功效

清心降火，利尿通淋。

养生药膳

清热泻肺+利尿通淋

灯心草粥

材料：

粳米30克、灯心草6克、山栀子3克、核桃仁3克、熟石膏粉（食用）10克。

做法：

❶ 先煎石膏粉、山栀子、灯心草，久煎取汁去渣。

❷ 药汁中加入粳米和核桃仁共煮成粥。

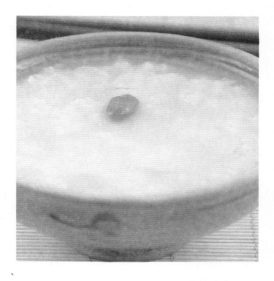

精选 润肠
中药
草部/五果类

桃

桃树现在到处都有，用桃核仁入药，应当取自然裂开的种核最好，山桃仁不能用。

桃小档案

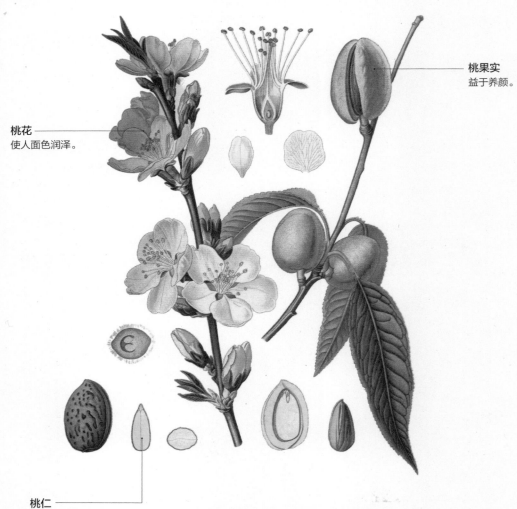

桃花
使人面色润泽。

桃果实
益于养颜。

桃仁
主淤血血闭，腹内积块，杀小虫。

释名	桃枭、枭景、桃奴、神桃。
性味	果实：味辛、酸、甘，性热，微毒。仁：味苦、甘，性平，无毒。花：味苦，性平，无毒。
有效成分	杏仁苷、挥发油、脂肪油等。
临床应用	上气咳嗽，胸满气喘，女子崩中漏下。

医家评说

《日华子诸家本草》 制成果脯食用，益于养颜。

隋唐医学家孙思邈 桃为肺之果，得肺病的人可以多吃。

《神农本草经》 桃仁主淤血血闭，腹内积块，杀小虫。而桃花则使人面色润泽。

易水学派创始人张元素 桃仁治血结、血闭、血燥，通润大便，破淤血。

形态特征

叶呈卵状披针形或圆状披针形，边缘具细密锯齿，两边无毛或其下脉腋间有髯毛；花单生，比叶子早开放，近无柄；花瓣为粉红色，呈倒卵形或矩圆状卵形；果实呈球形或卵形，其直径5～7厘米，表面有短毛，白绿色。

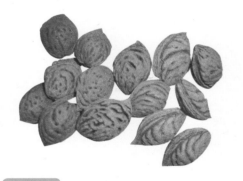

药理延伸

● 桃仁行血，宜连皮尖生用。润燥活血，宜汤浸去皮尖炒黄用，或与麦麸同炒，或烧存性，各随方选择。唯双仁者有毒，不能食用。

● 桃花治心腹痛及秃疮。

● 生桃吃多，会导致腹胀，生脓疮，有损无益。五果中（李、杏、桃、栗、枣），将桃列为下品就是由此而来。

● 桃仁止咳逆上气，消心下坚硬，治疗突然出血，通月经，止心腹痛。而桃花则可除水气，破石淋，利大小便，下三虫（指长虫、赤虫、蛲虫）。

成品选鉴

桃的品种很多，且易于栽种，结果实也较早。当桃树栽种超过5年，应以刀割破树皮，使其流出汁液，则桃树可多活几年。此外，桃子有不同种类，大多能食用，只有山中毛桃，即《尔雅》中所说的榹桃，小而多毛，核黏味差，唯其仁饱满多脂，可入药用。

功效

活血祛淤，润肠通便，止咳平喘。

养生药膳

活血通脉+补心养肝+安神宁心

丹参红桃乌鸡汤

材料：

桃仁5克、丹参15克、红枣10颗、红花25克、乌骨鸡腿1只、盐适量。

做法：

❶ 将红花、桃仁装在纱布袋内，扎紧。鸡腿洗净剁块、氽烫、捞起，红枣、丹参冲净。

❷ 将所有材料盛入煮锅，加适量的水煮沸后转小火炖约20分钟，待鸡肉熟烂加盐调味即成。

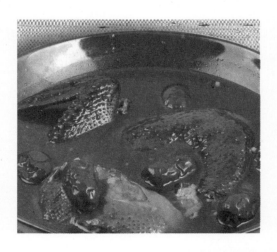

精选 润肠
中药
草部/柔滑类

菠菜

❧ 按《唐会要》所载，唐太宗时期，尼波罗国献波棱菜，像红蓝，实如蒺藜，火煮后可食用。

桃小档案

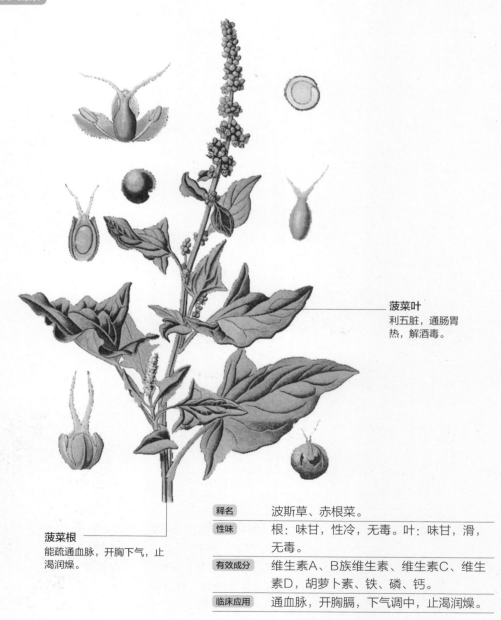

菠菜叶
利五脏，通肠胃热，解酒毒。

菠菜根
能疏通血脉，开胸下气，止渴润燥。

释名	波斯草、赤根菜。
性味	根：味甘，性冷，无毒。叶：味甘，滑，无毒。
有效成分	维生素A、B族维生素、维生素C、维生素D，胡萝卜素、铁、磷、钙。
临床应用	通血脉，开胸膈，下气调中，止渴润燥。

医家评说

明朝医学家李时珍 能疏通血脉，开胸下气，止渴润燥。根尤好。

《食疗本草》 利五脏，通胃肠热，解酒毒。

《随息居饮食谱》 菠菜开胸隔，通肠胃，润燥活血，大便涩滞及患痔疮者，宜食之。

《陆川本草》 生血、活血、止血、祛淤。

药理延伸

● 按张从正《儒门事亲》上所说，凡久病大便涩滞不通及有痔疮的人，适合常吃菠菜、葵菜一类的食物，因其性滑可以养窍，自然能通利肠道。

● 北人食肉、面，吃菠菜即平；南人食鱼、鳖、水米，食之即冷，故多食会导致大小肠寒冷。

● 微毒，多食令人脚弱，发腰痛，动冷气。利五脏，通肠胃热，解酒毒。

形态特征

菠菜主根发达，肉质根为红色，味甜可食。薹有雄雌之分，雄者花呈穗状或圆锥花序，雌者花则簇生于叶腋。

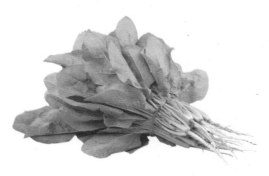

成品选鉴

菠菜八九月下种者，可备冬天食用；正月、二月种植，可备春天食用。其茎柔脆且中间空心，叶为绿色，细腻而柔厚。菠菜四月间生薹，薹长约一尺，有雄雌之分。雄的茎上开红色细小的花，不显眼；雌的能结出果实，有刺，像蒺藜子。播种时，须将种子破开，约经一个多月才能发芽生长，为其特殊之处。

功效

补血止血，利五脏，通血脉，止渴润肠，滋阴平肝，助消化。

养生药膳

益气健脾

肉丝炒菠菜

材料：
菠菜 300克、猪瘦肉 150克、鸡蛋2个克、豆油 50毫升，醋、盐、香油各适量。

做法：

❶ 将菠菜去掉黄叶、老根，洗净后切成长段，用开水泡透后捞出，入冷开水中过凉后取出，沥干水分装盘。猪瘦肉切丝，鸡蛋用豆油摊炒。

❷ 锅内放入豆油烧热，下入肉丝、菠菜、鸡蛋煸炒，再加少许醋、盐、香油拌匀即可。

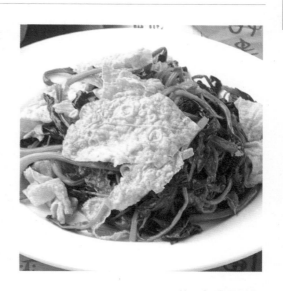

精选 润肠
中药

草部/山果类

石榴

❈ 榴，即瘤，果实累累如赘瘤。《博物志》载，汉朝张骞出使西域，得涂林安石国榴种带回来，故又名安石榴。

石榴小档案

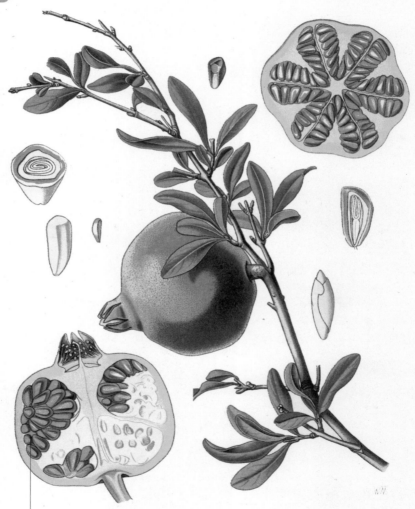

石榴果实
可治咽喉燥渴。

释名	若榴、丹若、金罂。
性味	味甘、酸、涩，性温，根皮有毒。
有效成分	石榴皮碱、熊果酸、异槲皮苷等。
临床应用	赤白痢下，腹痛，食不消化，久泻，肠滑久痢。

医家评说

唐代医学家孟诜 多食会损齿并让齿黑，凡服食药物人忌食。

金元四大家朱震亨 榴，即瘤。其汁酸性滞，恋膈成痰。

《名医别录》 治咽喉燥渴。

明朝医学家李时珍 止泻痢，崩中带下。

形态特征

落叶小乔木，高1～3米，先端呈棘刺状，叶为对生或丛生，呈长椭圆形或卵形。

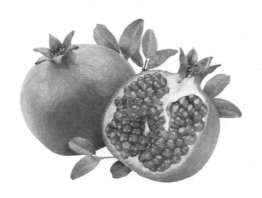

药理延伸

● 石榴多食损害人肺。

● 取石榴一枚连子同捣成汁，一次服下，治赤白痢疾、腹痛。

● 止下痢漏精。

● 治筋骨风，腰脚不遂，行步挛急疼痛，能涩肠。

● 煎服，下蛔虫。

成品选鉴

石榴五月开花，单叶的结果，千叶的不结果，即使结果也没有籽。按《齐民要术》所说，凡种榴树，须在根下放僵石、枯骨，则花实繁茂，故安石之名亦有此意。由于若木是扶桑的名称，榴花色丹与之相像，故有丹若之名。

功效

涩肠止泻，杀虫，收敛止血。

养生药膳

清理肠胃+缓解便秘

石榴苹果汁

材料：
苹果50克，石榴80克，柠檬50克，冰块适量。

做法：
❶ 石榴去皮，取出果实；苹果洗净，去核，切块。

❷ 将苹果、石榴顺序交错地放进榨汁机内榨汁。加入柠檬榨汁，并向果汁中加入少许冰块即可。

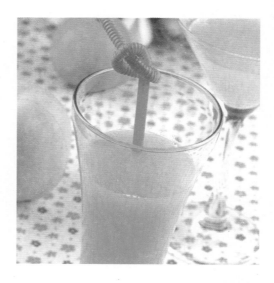

精选 润肠
水果
草部/蓏草类

香瓜

☆ 瓜字篆文，像瓜长在须蔓之间的样子。甜瓜的味道比其他瓜甜，故得甘、甜之称。

香瓜小档案

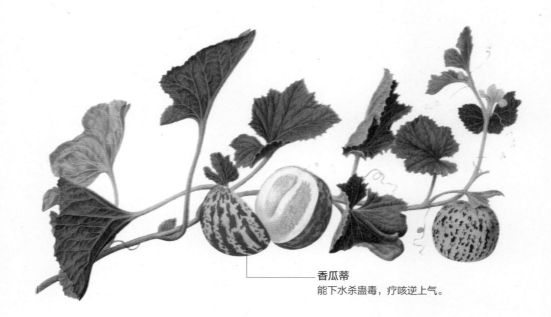

香瓜蒂
能下水杀蛊毒，疗咳逆上气。

释名	甘瓜、果瓜、甜瓜。
性味	瓤：味甘，性寒、滑，有小毒。仁：味甘，性寒，无毒。蒂：味苦，性寒，有毒。
有效成分	苹果酸、葡萄糖、氨基酸、维生素C等。
临床应用	饮食内伤、胸中积寒，因中暑所出现的身热、头痛与脉搏微弱。

医家评说

隋唐医学家孙思邈 多食瓜瓤，会发黄疸，令人虚弱健忘，解药力。病后多食，容易反胃。

《嘉祐补注本草》 瓜瓤止渴，除烦热，利小便，通三焦间的壅塞气，治口鼻疮。

《名医别录》 香瓜仁主腹内结聚，能破溃脓血，是肠胃脾内壅的最重要药物。

《神农本草经》 香瓜蒂治大水，身面四肢浮肿，能下水杀蛊毒，疗咳逆上气。

形态特征

香瓜茎、枝为黄褐色或白色的糙毛和突起。卷须单一，披微柔毛。叶互生，叶柄长8～12厘米，叶片似厚纸质，近圆形，有锯齿。果实形状、颜色变异较大，一般为球形或长椭圆形，果皮平滑，有斑纹，果肉为白色、黄色或绿色。

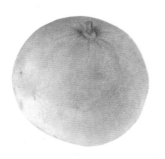

药理延伸

● 香瓜虽解暑气，但性冷，能消损阳气，吃太多容易腹泻。体虚者若多食，在秋后成痢，最难医治。瓜皮用蜜浸后收藏较佳，也可作羹食用。

● 瓜蒂性急，能损胃气，胃弱者宜用他药代替。病后、产后尤其要深戒。

● 瓜蒂为阳明经除湿热之药，所以能引去胸脘痰涎，头目湿气，皮肤水气，黄疸湿热诸证。凡胃弱及病后、产后有使用吐药者，都宜慎用。

● 香瓜蒂治风热痰涎，疗风眩头痛、癫痫喉痹、头目有湿气。香瓜仁研末去油，用水调服，可止月经过多。

成品选鉴

香瓜以北方、中原种植甚多。其在三月下种，延蔓而生，叶大数寸，五六月开黄色的花，六七月瓜熟。香瓜品种多，有圆有长，有尖有扁。大者直径有一尺长，有些有棱，有些无棱。颜色有青有绿，瓜瓤或白或红，瓜子或黄或红，或白或黑。香瓜子晒至裂开后取仁，可作果品食用。凡瓜类皆怕麝香，若有接触到，则香瓜必减产，甚至一蒂不收。

功效

清热解暑，利尿。

养生药膳

降气+润肠通便

香瓜苹果汁

材料：

香瓜150克，苹果半个，柠檬汁10毫升，冰块适量。

做法：

❶香瓜洗净，去瓜蒂、去籽，削皮，切成小块。将苹果洗净，去皮、去核，切成块。

❷将准备好的材料倒入榨汁机内榨成汁，挤入柠檬汁搅匀，调入冰块即可。

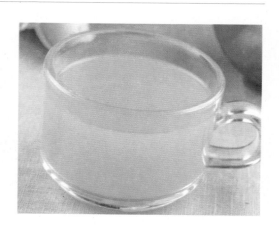

葡萄

精选 润肠
水果
草部/隰草类

❀ 葡萄在《汉书》中作蒲桃，可以造酒。人们饮此酒，则酶然而醉，故有葡萄之名。其中圆的名草龙珠，长的名马乳葡萄，白的名水晶葡萄，黑的名紫葡萄。

葡萄小档案

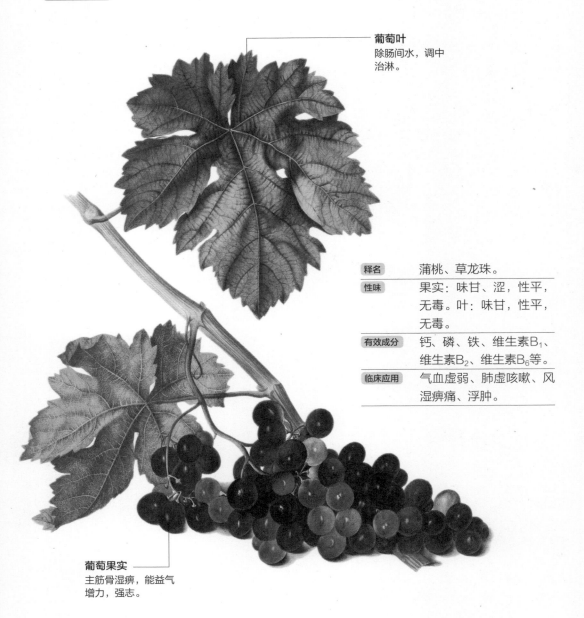

葡萄叶
除肠间水，调中治淋。

释名	蒲桃、草龙珠。
性味	果实：味甘、涩，性平，无毒。叶：味甘，性平，无毒。
有效成分	钙、磷、铁、维生素B_1、维生素B_2、维生素B_6等。
临床应用	气血虚弱、肺虚咳嗽、风湿痹痛、浮肿。

葡萄果实
主筋骨湿痹，能益气增力，强志。

医家评说

唐代医学家孟诜 味甘、酸，性温，多食令人烦闷。

《名医别录》 逐水，利小便。

隋唐名医甄权 除肠间水，调中治淋。

形态特征

葡萄幼茎秃净或略披绵毛；叶片似纸质，呈圆卵形或圆形；圆锥花序大而长，与叶对生，披疏蛛丝状柔毛。

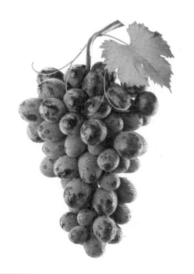

药理延伸

● 调补气血，强健筋骨，可利小便。

● 养血固肾、强壮体质。

● 主筋骨湿痹，能益气增力，强志，令人肥健，可用来酿酒。

● 时气痘疮不出，取葡萄食用或研酒喝，有效。

成品选鉴

葡萄折藤、压枝最易生长。三月开小花成穗，为黄白色。果实犹如星编珠聚，七八月成熟，有紫、白两种颜色。新疆、甘肃等地将葡萄制成葡萄干，贩运到各地。云南产的葡萄，大如枣，味道佳。而西部产的琐琐葡萄，大如五味子而无核。

功效

补气血，强筋骨，利小便。

养生药膳

利水消肿

葡萄西芹果汁

材料：
葡萄50克，西芹60克，酸奶240毫升。

做法：

❶ 将葡萄洗干净，去掉葡萄籽。将西芹择叶洗干净，叶子撕成小块，备用。

❷ 将准备好的材料放入果汁机内，加入酸奶，搅打成汁即可。

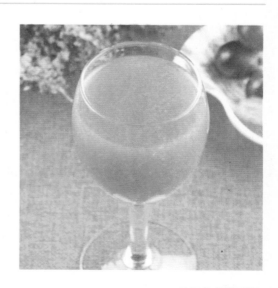

精选 润肠
中药
草部/水果类

菱角

✿ 其叶支散，故字从支。其角棱峭，所以称菱，俗名为菱角。

葡萄小档案

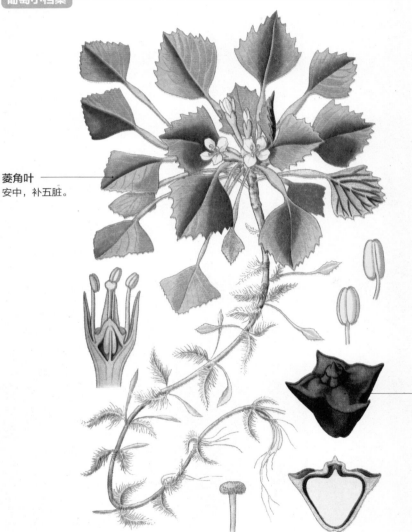

菱角叶
安中，补五脏。

菱角果实
解伤寒积热，止消渴，解酒毒。

释名	菱、水栗、沙角、芰实。
性味	味甘，性平，无毒。
有效成分	淀粉、蛋白质、钙、铁、磷、维生素B_2、维生素C等。
临床应用	解暑，解伤寒积热，止消渴，解酒毒。

医家评说

《名医别录》 安中，补五脏。

北宋药物学家苏颂 解丹石毒。

明朝医学家李时珍 鲜菱角，解伤寒积热，止消渴，解酒毒、射罔毒（射罔为有毒药草）。

《本草备要》 安中，消暑止渴，解酒，菱有两角、三角、四角，老嫩之殊。

药理延伸

● 能止饥，增加饱足感。

● 生食，性冷利。多食，伤人脏腑，损阳气，菱茎，生蛲虫。水族中以此物最不能治病。如过食菱角而腹胀，服下暖姜酒即消，也可含吴茱萸咽津。

● 菱角，味甘辛，平，无毒。安中，补五脏，不饥，轻身。黄帝云："七月不要吃生菱。"

形态特征

菱角叶浮在水上，扁而有尖，光滑如镜。一茎一叶，两两相交错。花，背日而生，白天合起而夜晚开放，随月亮的圆缺而转移花的方向。其果实种类多，或三角、四角，或无角、两角。

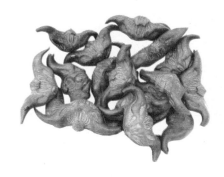

成品选鉴

菱角在湖泊中生长，而菱落在泥中，最易生长。菱角有野菱、家菱之分。叶浮在水上，扁而有尖，光滑如镜，五六月就会开小白花。而野菱生长在湖中，叶、实都小，其角硬直刺人，嫩时颜色泛青，剥食甘美，老时变黑，蒸煮食用较好。家菱种于池塘，叶及果实都大，角软而脆，也有两角弯卷如弓形的，颜色有青、红、紫。嫩时剥食，皮脆肉美。老则壳黑而硬，坠入塘底，称乌菱。冬季取来，风干为果，生食、熟食皆好。

功效

利尿通乳，止消渴，解酒毒。

养生药膳

利尿通顺+消暑止渴

菱角粥

材料：
菱角10个、粳米50克、红枣4颗、白糖适量。

做法：
❶ 菱角煮熟去壳取肉，切成米粒大小备用。
❷ 将红枣和粳米淘洗干净放入砂锅，加开水适量煮稀粥，等米熟时，加入菱肉搅匀，熬至黏稠后调入白糖即可。每日1次，趁热温服。

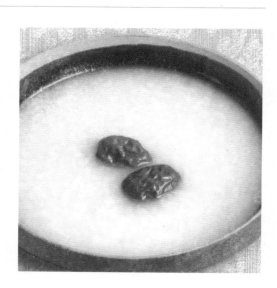

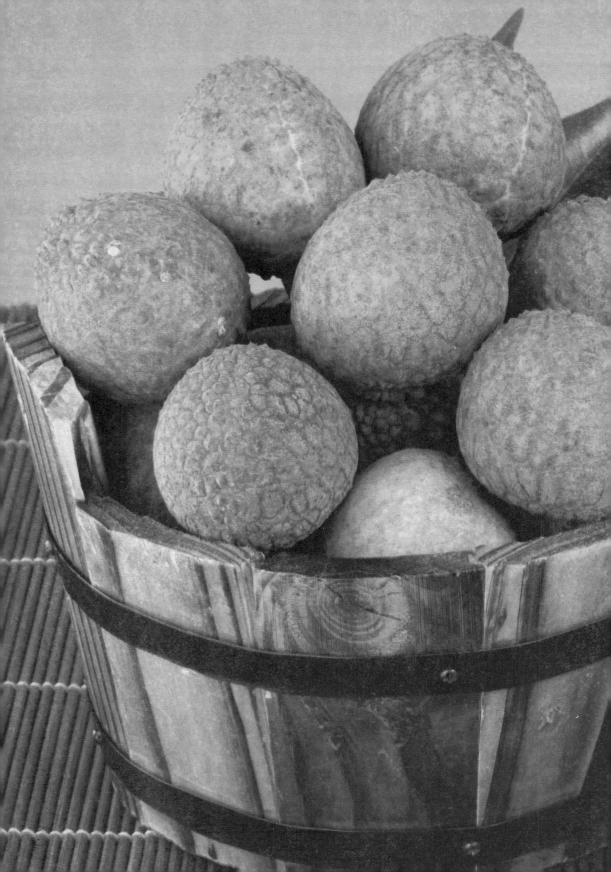

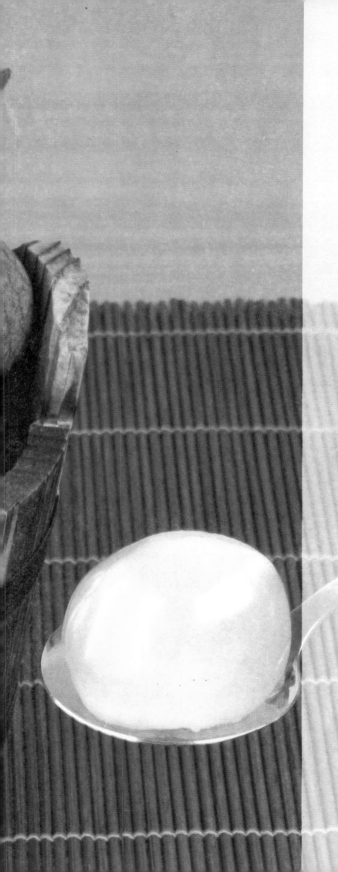

第五章

活血通经

能疏通血脉，祛除血淤的药物，可以用于治疗血淤证。中医有「不通则痛，通则不痛」的说法，所以在中医学上，会采用活血化淤的方法，达到止痛的目的和效果。治疗子宫肌瘤、子宫内膜异位症等疾病，也会采用同样的方法。一般如胆固醇过高，使用活血化淤的药，也能得到很好的效果。

精选 活血
中药
草部/芳草类

当 归

⚜ 当归本非芹类，因其花叶像芹，所以得芹名。古人娶妻是为了延续子嗣，当归调血，为女人要药。因为有思念丈夫的意思，所以有当归一名。

当归小档案

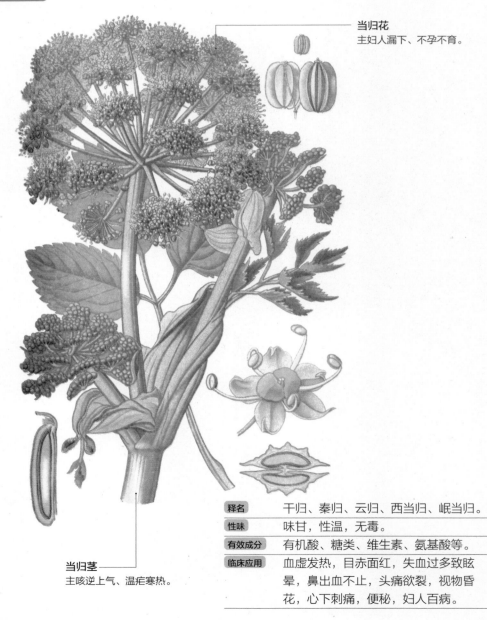

当归花
主妇人漏下、不孕不育。

当归茎
主咳逆上气、温疟寒热。

释名	干归、秦归、云归、西当归、岷当归。
性味	味甘，性温，无毒。
有效成分	有机酸、糖类、维生素、氨基酸等。
临床应用	血虚发热，目赤面红，失血过多致眩晕，鼻出血不止，头痛欲裂，视物昏花，心下刺痛，便秘，妇人百病。

医家评说

《神农本草经》 主咳逆上气、温疟寒热，妇人漏下、不孕不育，各种恶疮疡、金疮，宜煮汁饮服。

隋唐名医甄权 能止呕逆，治虚劳寒热，下痢，腹痛，齿痛，女人沥血腰痛及崩漏，可补各种虚损。

明朝医学家李时珍 治头痛，心腹诸痛，能润肠胃、筋骨皮肤，还可治痈疽，排脓止痛，和血补血。

药理延伸

● 当归恶茹、湿面，畏菖蒲、海藻、牡蒙、生姜，制雄黄。

● 世人多认为当归只治血病，而《金匮要略》《外台秘要》《千金方》中都视当归为大补虚损的药物。古方中用当归治产后恶露不尽、气血逆乱，为产后必备要药。

● 当归作用有三：一为心经本药，二能和血，三治各种疾病夜晚加重者。凡是血分有病，必须用。血壅不流则痛，当归之甘温能和血，辛温能散内寒，苦温能助心散寒，使气血各有所归。

形态特征

当归茎带紫色，基生叶及茎下部叶呈卵形，密生细柔毛。

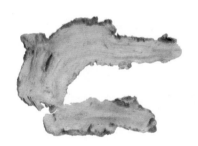

成品选鉴

当归以秦州陇西产的头圆为多，色紫气香肥润者，质量最佳，名马尾归。头大、尾粗、色白坚枯者，是镵头归，只适合入发散药中使用。

功效

补血调经，活血止痛，润肠通便。

养生药膳

补肾养血+益气固精+强壮腰肾

强精党参牛尾汤

材料：

当归18克、黄芪60克、党参24克、红枣6枚、枸杞18克、牛尾1个、牛肉250克、牛筋100克。

做法：

❶ 将牛筋用清水浸泡30分钟左右，再下水清煮15分钟左右。牛肉洗净，切块，牛尾剁成寸段，备用。

❷ 将所有的材料放入锅中，加适量的水，大约盖过所有的材料，用大火煮沸后，转小火煮2小时，调味即可。

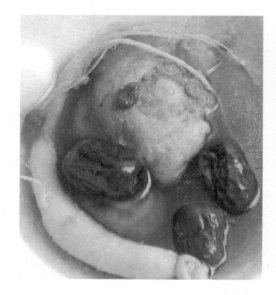

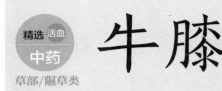

牛膝

※ 《神农本草经》中又称百倍，是隐语，说它滋补的功效如牛般多力。它的叶似苋菜，节对生，故素有山苋、对节的称呼。

牛膝小档案

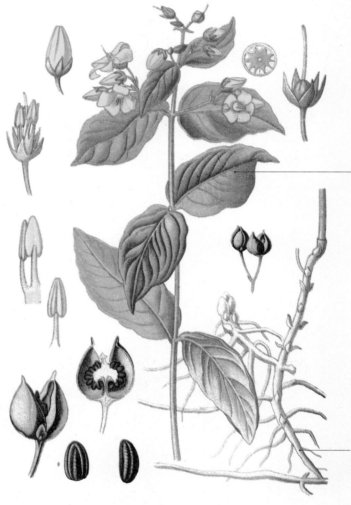

牛膝茎、叶
寒湿痿痹，小便淋涩，各种疮。

牛膝根
主治寒湿痿痹，四肢痉挛、膝痛不能屈伸。

释名	牛茎，百倍，山苋菜，对节菜。
性味	味苦、酸，性平，无毒。
有效成分	氨基酸、生物碱、铁、铜等。
临床应用	劳疟积久不止，治疗闭经、月经淋漓不尽、绕脐寒疝痛、产后血气不调、腹中积块不散诸病，妇人阴部疼痛，口舌疮烂，折伤及闪挫伤，气湿痹痛致腰膝痛，久疟不愈。

医家评说

《神农本草经》 主治寒湿痿痹，四肢疼挛、膝痛不能屈伸，可逐血气，疗伤热火烂，能堕胎。

《名医别录》 疗伤中气虚、男子生殖器萎缩、老年人小便失禁。能补中续绝，益精、利阴气，填骨髓，止头发变白，除头痛和腰脊痛，治妇女月经不通，血结。

隋唐名医甄权 治阳痿，补肾，助十二经脉，逐恶血。

《日华子诸家本草》 治腰膝怕冷无力，破腹部结块，能排脓止痛。治产后心腹痛，下死胎。

药理延伸

● 牛膝能引诸药下行，筋骨痛风在下者，宜加量使用。如果要用土牛膝，春夏季节可以用叶，秋冬季节用根，而且叶、汁的药效较快。

● 牛膝是足厥阴、少阴经的药。其主治病症，用一般酒制则能补肝肾，生用则能祛恶血。

● 强筋，补肝脏风虚。

● 牛膝茎、叶治寒湿痿痹，小便淋涩，各种疮。功效与根相同，春夏季节可用。

形态特征

为多年生草本。茎直立，方形，有疏柔毛，茎节膨大。叶对生，呈椭圆形，顶端锐尖。其幼时密生毛，长成后两面有疏毛。

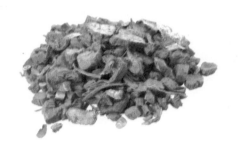

成品选鉴

牛膝到处都有，因作用差，不能服用。只有北方和巴蜀地方栽种者为好。秋天收获种子，到春天才种植。其苗为方茎，节粗大，叶都是对生的，很像苋叶但长且尖。秋天开花，长穗结籽，像小老鼠背着虫，有涩毛，都贴茎倒生。九月末挖根，其嫩苗可作蔬菜。

功效

补肝肾，强筋骨，利水通经，引血下行。

养生药膳

活血通络+补肝肾+强筋骨

牛膝蔬菜鱼丸

材料：
牛膝10克，鱼丸300克，蔬菜、豆腐、酱油各适量。

做法：

❶ 将牛膝加2杯水，用小火煮取1杯量，滤渣备用。

❷ 锅中加5杯水，先将鱼丸煮至将熟时，放入蔬菜、豆腐煮熟，大约3分钟。

❸ 加入牛膝药汁略煮，可根据个人口味，适当添加酱油，盛盘即可。

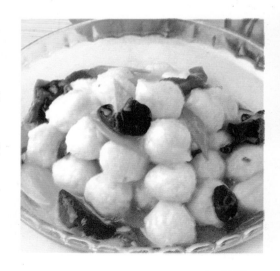

精选 活血
中药

草部/隰草类

番红花

☀ 番红花产自西番回回国及天方国，即我们这的红蓝花。按张华《博物志》所说，张骞从西域带回的红蓝花种，即番红花，只因区域不同而稍有差异。

番红花小档案

番红花
治心忧郁积，气闷不散，活血。

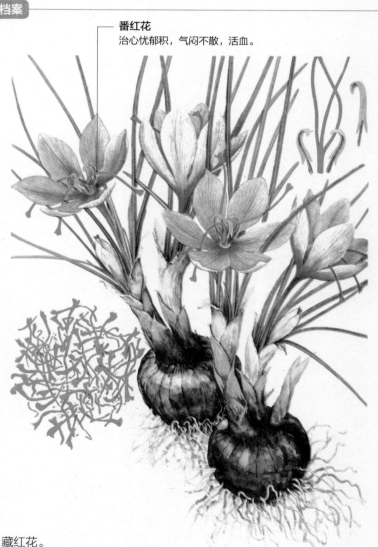

释名	藏红花。
性味	味甘，性平，无毒。
有效成分	红花醌苷、红花油等。
临床应用	伤寒发狂，活血化淤，安定心神，镇痛，舒缓痛经与减轻经期烦躁。但怀孕期间则不适宜饮用，恐造成小产现象。

医家评说

明朝医学家李时珍 久服令人心喜，又治惊悸。

《饮膳正要》 主心忧郁积，气闷不散，久食令人心喜。

《纲目拾遗》 治疗各种积聚肿块与吐血（不论虚实、何经所吐之血）。

《医林集要》 治伤寒发狂，惊恐恍惚。

形态特征

为多年生草本。为鳞茎呈扁球形，外覆褐色膜质鳞叶。其花顶生，呈倒卵圆形，淡紫色，花筒为细管状。蒴果呈长圆形，种子为多数，呈球形。

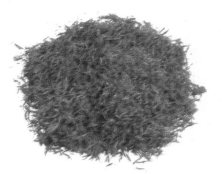

药理延伸

● 活血去淤、通经、收缩子宫。

● 凉血解毒，解郁安神。

● 可降逆顺气，开结消淤。今人仅以为活血行滞之用，但仍未完全发挥其功用。按濒湖脉学指出，番红花主心气忧郁，结闷不散，能活血治惊悸，而散结行血的功力亦同。

● 主散郁调血，宽胸膈，开胃进饮食，久服滋下元，悦色彩，及治伤寒发狂。

成品选鉴

番红花以九十月间的晴天早晨采收花朵为佳，摘下柱头，烘干，即为干红花。若再加工，使其油润光亮，则为湿红花。其中，又以干红花质量较佳。应置于阴凉干燥处，密闭保存。

功效

活血化淤，凉血解毒，解郁安神。

养生药膳

活血通脉+补心养肝

丹参桃红乌鸡汤

材料：
番红花25克、丹参15克、红枣10颗、桃仁5克，乌骨鸡腿1只、盐2克。

做法：
1. 将番红花、桃仁装在纱布袋内，扎紧。
2. 鸡腿洗净剁块、氽烫、捞起，红枣、丹参冲洗干净。
3. 将所有材料放入锅中，加适量的水煮沸后转小火炖约20分钟，待鸡肉熟烂加盐调味即成。

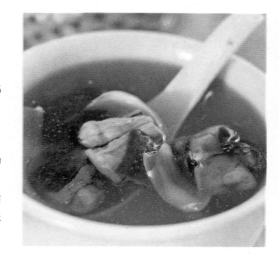

精选 活血
中药

草部/隰草类

地黄

☀ 地黄用姜汁浸或酒制后就不损伤脾胃，鲜用性寒，晒干用性凉。

地黄小档案

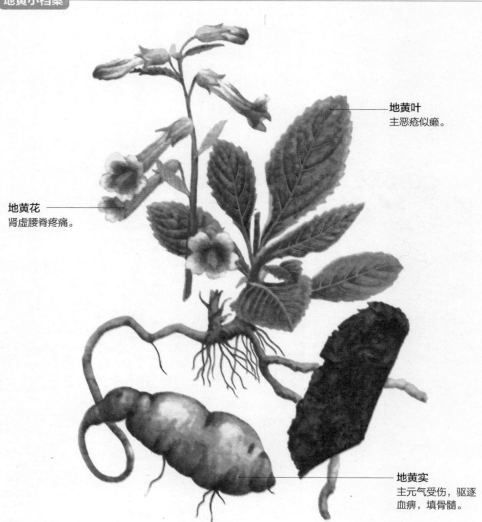

地黄叶
主恶疮似癫。

地黄花
肾虚腰脊疼痛。

地黄实
主元气受伤，驱逐
血痹，填骨髓。

释名	地髓。
性味	味苦，性寒，无毒。
有效成分	地黄素、甘露醇、维生素A、氨基酸等。
临床应用	补虚除热，治吐血咯血，利血生精，病后虚汗、口干舌燥，尿血、耳鼻出血，月经不调导致久不受孕，疗肿乳痈，因跌打损伤导致淤血在腹，牙齿动摇。

医家评说

《日华子诸家本草》 干地黄补助心、胆气，强筋壮骨，益志安神。治惊悸劳伤，心肺受损，吐血、鼻出血，妇女崩漏下血所致的眩晕。

易水学派代表人王好古 主心脏功能失调引起的手心发热疼痛，脾虚而卧床不起，足下发热疼痛。

《名医别录》 生地黄治妇人崩中血不止，产后血气上迫于心所致的闷绝，胎漏下血，堕坠骨折，淤血出血，鼻出血，吐血，都宜捣汁服用。

药理延伸

● 凡服地黄，应忌葱蒜、萝卜，否则会使人营卫枯涩，须发变白。

● 地黄用姜汁浸或酒制后就不会损伤脾胃，采鲜嫩者使用则性寒，晒干用性凉。

● 虞抟《医学正传》中说，生地黄生血，但胃气虚弱的人服用，应防伤食。熟地黄补血，但痰饮多的人吃了会损伤脾胃。也有人说，生地黄用酒炒就不会伤胃，熟地黄用姜汁炒后则不妨碍脾，此为妙用地黄的方法。

● 干地黄主元气受伤，治血气不通、身体麻痹，填骨髓，长肌肉。煎汤能除寒热积聚及风湿麻木，亦可治跌打损伤。长期服用可轻身不老，生用疗效更好。

形态特征

　　为多年生草本，全株有白色长柔毛和腺毛。叶基生成丛，呈倒卵状披针形，基部渐狭成柄，边缘有不整齐钝齿，叶面皱缩，下面略带紫色。花茎由叶丛抽出，花冠呈钟形，为紫红色，内面常有黄色带紫的条纹。蒴果为球形或卵圆形，具宿萼和花柱。

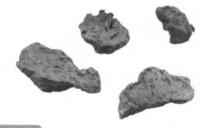

成品选鉴

　　其嫩苗初生时贴地，叶如山白菜而毛涩，叶面为深青色。根长四五寸，细如手指，皮赤黄色，像羊蹄根及胡萝卜根，晒干后变黑色。生食有土气味，俗称其苗为"婆婆奶"。地黄二月至八月采集根是错误观念，因八月残叶还在，叶中的精气仍未完全归根；二月时，新苗已开始生长，根中的精气已滋生入叶。

功效

　　清热凉血，养阴生津。

养生药膳

益气血+补虚+生津

地黄乌鸡汤

材料：

生地黄10克、红枣10个，乌骨鸡1只、猪肉100克、姜20克、葱和盐各5克、味精3克、料酒5毫升、高汤500毫升。

做法：

❶ 将生地黄浸泡5小时后取出切成薄片，红枣洗净沥干水分，猪肉切片。乌骨鸡去内脏及爪尖，切成小块，用热水余烫去除血水。

❷ 将高汤倒入净锅中，放入乌鸡块、猪肉片、地黄片、红枣、姜烧开后加入盐、料酒、味精、葱调味即可。

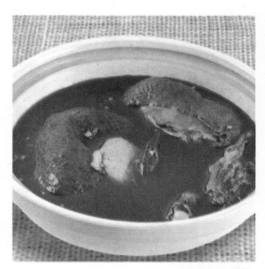

王不留行

☼ 此药性走而不止，即使有王命也不能留其行，所以叫王不留行。

王不留行小档案

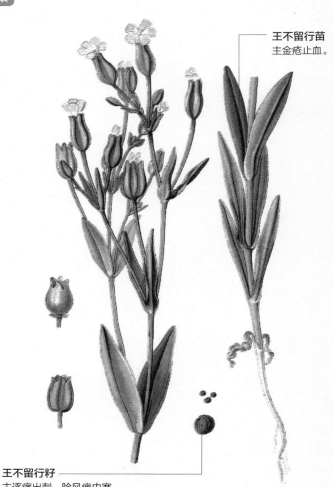

王不留行苗
主金疮止血。

王不留行籽
主逐痛出刺，除风痹内寒。

释名	禁宫花、剪金花、金盏银台。
性味	味苦，性平，无毒。
有效成分	皂苷、黄酮苷等。
临床应用	鼻血不止，妇人气郁乳少，头风白屑，痈疽诸疮。

医家评说

《神农本草经》 主金疮止血，逐痛出刺，除风痹内寒。久服轻身，耐老增寿。

《名医别录》 止心烦鼻衄，痈疽恶疮，妇人难产。

隋唐名医甄权 治风毒，通血脉。

《日华子诸家本草》 疗风游风疹，妇人月经先后不定期，颈背部长疮。

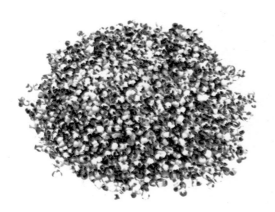

形态特征

其茎直立，上部叉状分支，节稍膨大。叶对生，为粉绿色，呈卵状披针形或卵状椭圆形。其聚伞花序由顶生，花梗细长。蒴果为卵形，种子为球形，黑色。

药理延伸

● 王不留行可用来催乳引导，取其利血脉的作用。

● 王不留行能走血分，是阳明冲任的药物。民间有"穿山甲、王不留，妇人服了乳长流"的说法，可见其性行而不住。

成品选鉴

王不留行多生长在麦地中，苗高者有一二尺。三月至四月开小花，像铎铃（形如钟的古代乐器），红白色。结的果实像灯笼草籽，壳有五棱，壳内包一实，大小如豆。实内有细籽，像菘子，生时色白，熟时色黑，正圆如细珠般可爱。

功效

活血通经，下乳消痈。

养生药膳

活血利尿+滋润皮肤

黑豆猪皮汤

材料：
王不留行10克，黑豆50克、红枣10颗（去核），猪皮200克，盐、鸡精各适量。

做法：
❶ 猪皮刮干净，或者用火炙烤去毛，入沸水汆烫，待冷却之后切块。

❷ 王不留行、黑豆和红枣分别用清水洗净，泡发半小时，放入砂煲里，加适量水煲至豆烂，再加猪皮煲半小时，直到猪皮软化。

❸ 加入适量盐、鸡精，用勺子搅拌均匀，即可熄火盛盘。

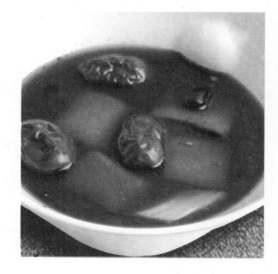

精选 活血
中药
草部/隰草类

马鞭草

❀ 龙牙、凤颈，都是因其穗而得名。

马鞭草小档案

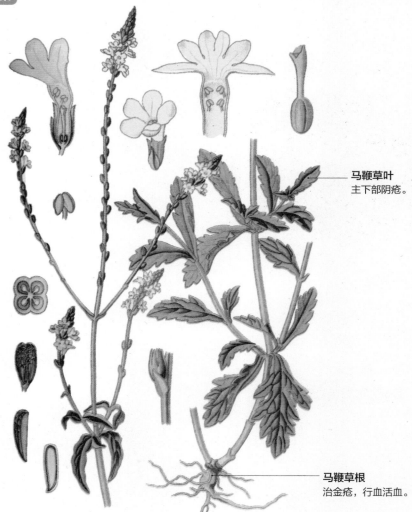

马鞭草叶
主下部阴疮。

马鞭草根
治金疮，行血活血。

释名	龙牙草、凤颈草。
性味	味苦，性微寒，无毒。
有效成分	马鞭草甙、苦杏仁酶、鞣质、腺甙、β-胡萝卜素等。
临床应用	疟疾寒热，鼓胀烦渴、身干黑瘦，男子阴部肿、睾丸痛，妇女经闭，腹部似有包块，肋胀，乳痈肿痛，赤白下痢。

医家评说

《名医别录》 主下部置疮。

《日华子诸家本草》 治妇人血气肚胀，月经不调，通月经。

金元四大家朱震亨 治金疮，行血活血。

《本草拾遗》 主血瘕，久疟，破血。

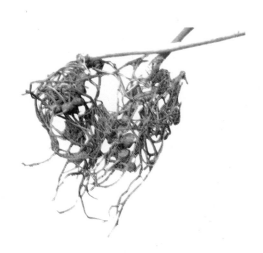

形态特征

茎为四方形，节及枝上有硬毛。叶片为卵圆形、倒卵形至长圆状披针形。

药理延伸

● 唐代医学家陈藏器说："马鞭草可治腹部肿块、血块，久疟，有破血、杀虫的功效。捣烂以煎取汁，并将它熬浓像饴的状态，每次空腹用酒服一匕。"

● 活血通经，能去脓毒，洗痔疮毒，退上部火。

● 去小便血淋肿痛。

成品选鉴

马鞭草广泛生长在低洼地。它春天生苗，茎呈方形，叶像益母，对生，夏秋开细紫花，结穗如车前穗。其籽像蓬蒿子而细，根白而小。

功效

活血通经，利水消肿。

养生药膳

滋阴养血+补肝明目

马鞭草炖猪肝

材料：

马鞭草15克，猪肝500克，花生油、水淀粉、糖、酱油、料酒、葱、姜、盐、味精各适量。

做法：

❶ 取马鞭草洗净，与猪肝同煮1小时后，取出猪肝，汤汁备用。

❷ 猪肝切片，将油锅烧热，加入姜、葱煸炒，再放入猪肝片，加酱油、糖、料酒少许。加入猪肝原汤，水淀粉勾芡，加入盐、味精调味即可。

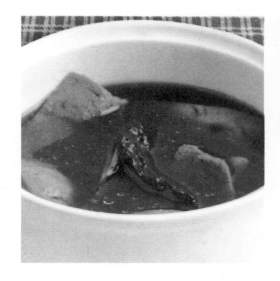

精选 活血
蔬菜
草部/菰菜类

丝瓜

☼ 此瓜老时筋丝罗织，所以叫丝罗。以前人叫它鱼鰦、虞刺。丝瓜是从南方传来，故也叫蛮瓜。

丝瓜小档案

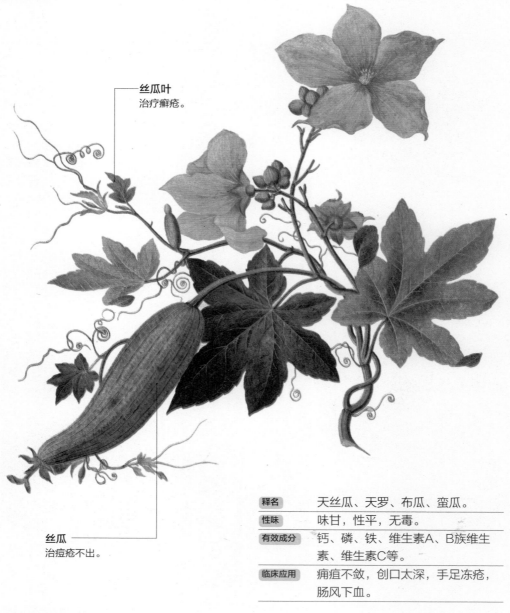

丝瓜叶
治疗癣疮。

丝瓜
治痘疮不出。

释名	天丝瓜、天罗、布瓜、蛮瓜。
性味	味甘，性平，无毒。
有效成分	钙、磷、铁、维生素A、B族维生素、维生素C等。
临床应用	痈疽不敛，创口太深，手足冻疮，肠风下血。

医家评说

《生生编》 暖胃补阳，固气和胎。

《本草蒙筌》 治痘疮脚痛，烧灰，敷上。

《医学入门》 治一切恶疮，小儿痘疹余毒，也能治乳痈、疔疮。

《陆川本草》 生津止渴，解暑除烦。治热病口渴，身热烦躁。

药理延伸

● 将枯丝瓜烧存性，加朱砂研成末，用蜜水调服，治痘疮不出。

● 除热利肠、通经脉、行血脉、暖胃补阳。

● 丝瓜煮食，能除热利肠。将老丝瓜烧存性，研末服，可去风化痰，凉血解毒，杀虫，通经络，行血脉，下乳汁，治大小便带血、痔漏、经血不停、疝痛卵肿、血气作痛、溃疡肿伤、蛀牙、痘疹胎毒。

形态特征

丝瓜茎为蔓性，主蔓和侧蔓皆繁茂生长，茎节具分枝卷须，叶为掌状或心形，覆茸毛。

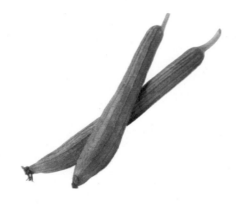

成品选鉴

在唐宋以前没有丝瓜，现在南北各地都有栽种，已经成为一种日常生活中经常食用的蔬菜。丝瓜二月下种，生苗牵藤，攀延在树或竹枝上，或搭棚架，让它攀援其上。丝瓜叶有细毛刺，取汁可作绿色染料。六七月开黄花，花为五瓣，有点像黄瓜花，花蕊和花瓣都是黄色。丝瓜直径约一寸左右，长一二尺，甚至可达三四尺，为深绿色，有皱点，瓜头像鳖头。丝瓜嫩时去皮，煮汤、做菜都很好。

功效

清热化痰，凉血解毒。

养生药膳

清热凉血+养颜排毒+保肝明目

枸杞炒丝瓜

材料：

丝瓜500克、枸杞子5克、盐2克。

做法：

❶ 丝瓜削皮洗净，切成块。枸杞子洗净，然后以清水浸泡30分钟，将水沥干，备用。

❷ 锅置火上，炒锅加油烧热，以大火炒丝瓜至七八分熟时，转小火，放入泡好的枸杞子加盐调味，翻炒至匀，待瓜熟时即可起锅。

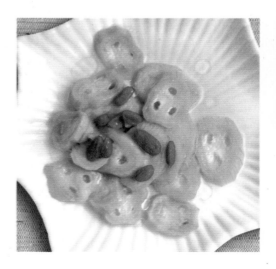

精选 活血
水果
草部/夷果类

荔枝

❀ 诗人白居易曾描述，此果若离开枝干，一日色变，二日香变，三日则味变，责离枝之名，也可能是这个意思。

荔枝小档案

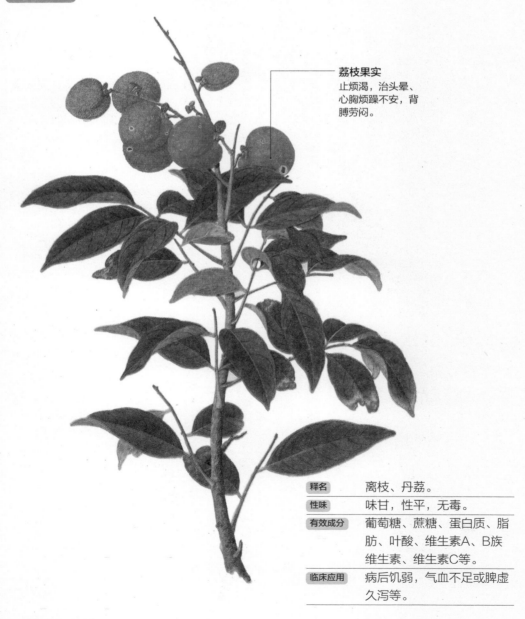

荔枝果实
止烦渴，治头晕、心胸烦躁不安，背膊劳闷。

释名	离枝、丹荔。
性味	味甘，性平，无毒。
有效成分	葡萄糖、蔗糖、蛋白质、脂肪、叶酸、维生素A、B族维生素、维生素C等。
临床应用	病后饥弱，气血不足或脾虚久泻等。

医家评说

隋唐药学家李珣 食令人发虚热，止烦渴，治头晕、心胸烦躁不安，背膊劳闷。

隋唐名医甄权 能止呕逆，治虚劳寒热，下痢，腹痛，齿痛，女人沥血腰痛及崩漏，可补各种虚损。

明朝医学家李时珍 治瘰、瘤赘，赤肿疔肿，发小儿痘疮。治疝气痛、妇女血气刺痛。由于荔枝气味纯阳，故新鲜荔枝食用过多，会使牙龈肿痛、鼻出血，有蛀牙或上火者忌食。

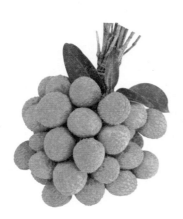

形态特征

其株无毛，茎呈圆柱形，表面具纵条，稍木质化，上部多分歧。叶互生，无柄或近无柄，叶片为披针形或线状披针形，先端渐尖，基部渐狭，全缘。

药理延伸

- 小儿疮痘出不快，取荔枝壳煎汤服。荔枝壳泡水喝，可解吃荔枝过多的火热。
- 荔枝核可治疗心痛、小肠气痛。
- 能益智，健气。

成品选鉴

荔枝是热带果实，最怕寒冷。荔枝易种植而根浮，很耐久，亦有活了数百年的荔枝树还能结果实。荔枝新鲜时肉色白，晒干后则为红色。日晒火烘，卤浸蜜煎，都能久存。荔枝最忌麝香，若接触到，则花果尽落。

功效

生津止渴，益肝补脾。

养生药膳

补血安神+健脾胃+促进睡眠

荞麦荔枝红枣粥

材料：

干荔枝50克、红枣30克、荞麦100克、白糖30克。

做法：

❶ 荞麦洗净，泡发；荔枝去壳备用；红枣洗净、盛碗泡发。

❷ 将砂锅洗净，锅中放水烧开，放入荞麦、荔枝、红枣，先用大火煮开，转小火煲40分钟。

❸ 起锅前调入白糖，搅拌均匀即可食用。

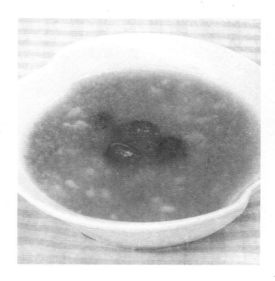

精选 **活血**
水果

草部/山果类

山楂

✿ 赤爪、棠梂、山楂是一种植物。古方中很少用山楂，所以《新修本草》虽载有赤爪，后人不知那就是山楂。

山楂小档案

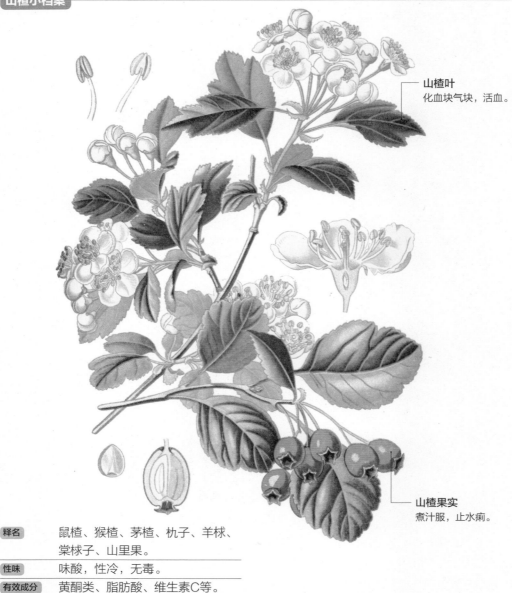

山楂叶
化血块气块，活血。

山楂果实
煮汁服，止水痢。

释名	鼠楂、猴楂、茅楂、杦子、羊梂、棠梂子、山里果。
性味	味酸，性冷，无毒。
有效成分	黄酮类、脂肪酸、维生素C等。
临床应用	偏坠疝气，肠风下血。

医家评说

《新修本草》 煮汁服，止水痢。洗头浴身，治疮痒。

南朝医学家陶弘景 煮汁，可洗因漆而产生的过敏，大多会痊愈。

元代药学家吴瑞 能消食积，补脾，治小肠疝气，发小儿疮疹。

形态特征

为落叶灌木。枝密生，有细刺，幼枝有柔毛。叶呈倒卵形，边缘有尖锐重锯齿。梨果呈球形或梨形，为红色或黄色。

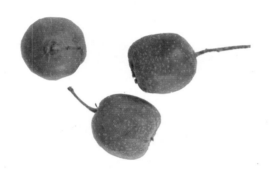

药理延伸

- 山楂能消化饮食。如果胃中没有食积，脾虚不能运化且没有食欲者，多吃山楂，反而会克伐脾胃生发之气。
- 治腰痛有效。
- 健胃，行结气。煎水加砂糖服，治妇人产后儿枕痛（指淤血腹痛），恶露不止。
- 化血块气块，活血。
- 果实味酸、甘，性微温。生吃使人烦躁易饥，损齿。有蛀牙的人尤其不宜吃。化饮食，消肉积，治痰饮、胸腹气胀、呕吐、滞血痛胀。

成品选鉴

山楂有两种，都生长在山中。一种较小，人们称其棠梂子、茅楂、猴楂，可入药用。山楂树高数尺，叶有五尖，桠间有刺。三月开五瓣小白花。果实有红、黄两种颜色，大的像小林檎，小的如指头般小，九月才成熟。其核像牵牛子，黑色，很坚硬。树高丈余，花叶都与小的相同，但果实稍大而颜色为黄绿色，皮涩肉虚，与小的不同。初时，其味特别酸涩，经霜后才可以吃。

功效

消食化积，行气散淤。

养生药膳

开胃+活血化淤+平喘化痰

山楂牛肉盅

材料：

山楂5克、甘草2克、菠萝1个、牛肉80克、竹笋10克、甜椒5克、洋菇5克、姜末3克、番茄酱适量。

做法：

❶ 菠萝洗净，切成两半，挖出果肉，做成容器备用；山楂、甘草熬煮后，滤取汤汁备用。

❷ 菠萝果肉榨成汁，加番茄酱、汤汁，煮成浓汁，最后淋在炸熟的牛肉上。

❸ 另起油锅，将备好的姜末、竹笋、甜椒等与牛肉拌炒，装入菠萝盅即可。

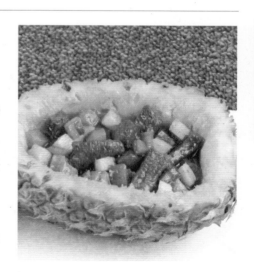

精选 活血
水果
草部/水果类

慈 姑

☀ 慈姑，一根生十二子，像慈姑之乳子，故名。称河凫茈、白上栗，是与乌芋的凫茈、地栗相区别。剪刀、箭搭、槎丫、燕尾，都是以叶形来命名。

慈姑小档案

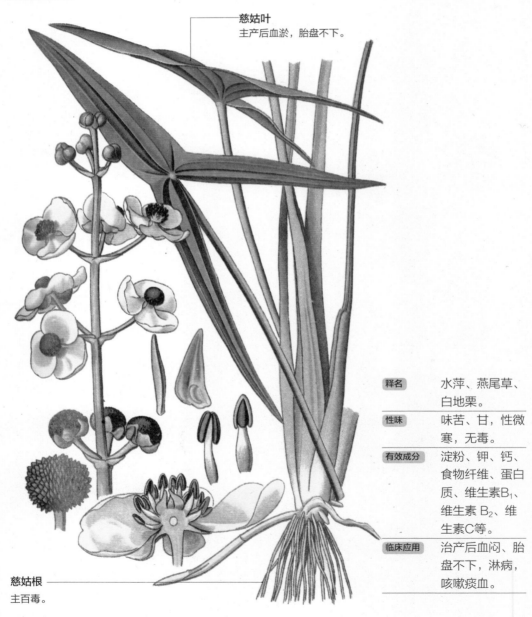

慈姑叶
主产后血淤，胎盘不下。

释名	水萍、燕尾草、白地栗。
性味	味苦、甘，性微寒，无毒。
有效成分	淀粉、钾、钙、食物纤维、蛋白质、维生素B$_1$、维生素B$_2$、维生素C等。
临床应用	治产后血闷、胎盘不下，淋病，咳嗽痰血。

慈姑根
主百毒。

医家评说

《唐本草》 主百毒，产后血闷，攻心而危及生命，难产而胎盘不出，可捣汁服。

《滇南本草》 滋润肠胃，止咳嗽，痰中带血或咯血。

《岭南采药录》 以盐渍之，治癫犬咬伤，并治跖疣（足底部的常见疣）。

《日华子诸家本草》 慈姑多食发虚热，孕妇不宜食用。

药理延伸

● 清热止血，解毒消肿。

● 多食发疮，动血，损齿，生风，凡孕妇及痢、瘕、脚气、失血诸病，尤其忌服。

● 多食则发生肠风、痔漏、妇女血崩、白带增多，易使人产生干呕、脸部失色、皮肉干燥等。

● 主百毒、产后血淤、胎盘不下。取慈姑捣汁服，还能除泌尿系统结石。

形态特征

慈姑的根茎先端形成球茎，球茎表面附薄膜质鳞片。叶片着生基部，成箭头状，全缘，叶柄较长、中空。

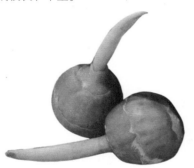

成品选鉴

慈姑生长在浅水中，也可用人工种植。它在三月生苗，茎为青色，中间空心，茎上有棱，叶如燕尾，前尖后歧。霜后叶子会枯萎，根硬结，冬末春初，可挖来当果实吃。但必须在灰汤内煮熟，去皮食用，不然会麻涩且刺人咽喉。嫩茎也可以食用。

功效

活血散淤。

养生药膳

补血降压+清风热+解湿毒

慈姑红枣瘦肉汤

材料：
慈姑320克，猪瘦肉320克，土茯苓20克，红枣50克，姜4克。

做法：
❶慈姑去皮洗净切片，瘦肉洗净。

❷将慈姑、瘦肉、姜、土茯苓、红枣入煲内。加水适量，煲2小时，即可饮用。

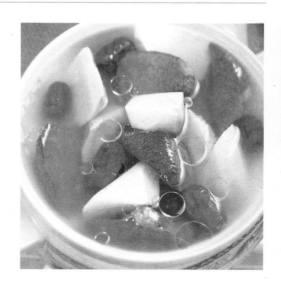

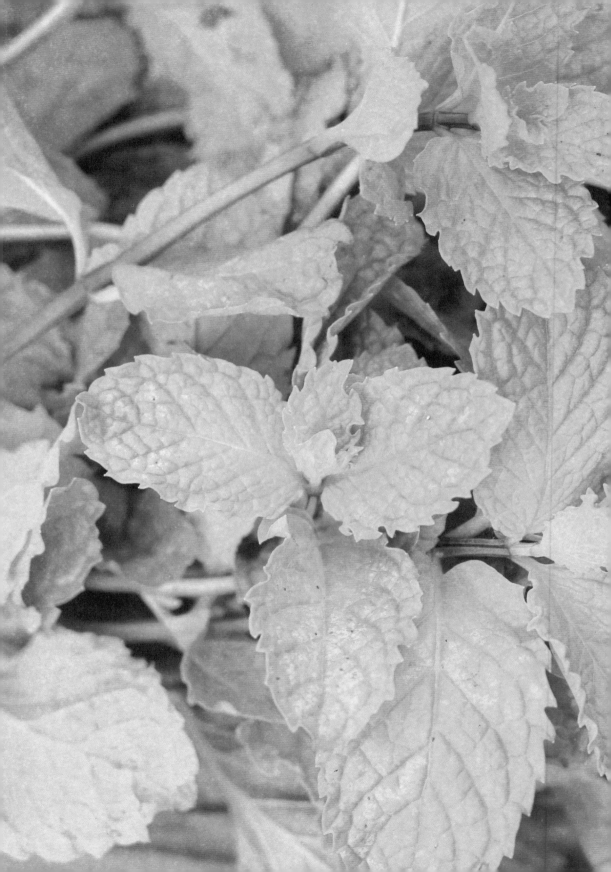

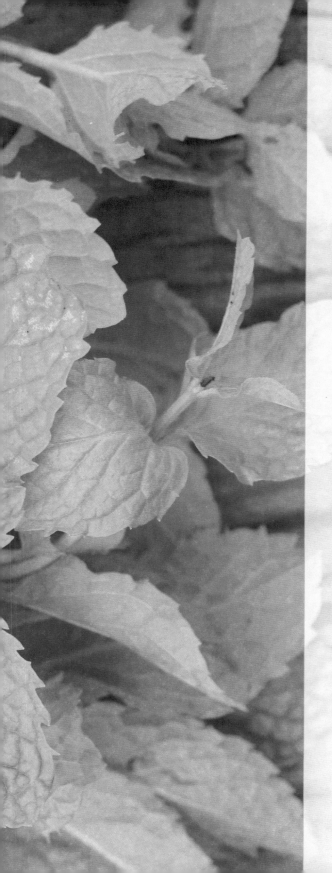

第六章

解毒止痛

身体会生病，是因为累积了太多毒素所致，诸如癌症等多种病症。中医在治疗的时候都会采用解毒的方法对症下药，同时搭配提升免疫力的药材，这样就能产生事半功倍的效果。

精选 **止痛**
中药

草部/山草类

黄连

❀ 本品根像串珠相连而色黄，所以得名黄连。

黄连小档案

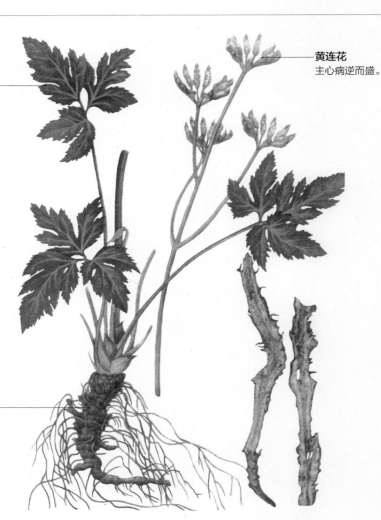

黄连叶
治五劳七伤，能益气，止心腹痛。

黄连花
主心病逆而盛。

黄连根
主热气，治目痛眦伤流泪，能明目。

释名	王连、支莲。
性味	味苦，性寒，无毒。
有效成分	小檗碱、黄连碱等。
临床应用	心经实热，肝火痛症，伏暑发热，口渴呕吐，赤白痢疾，消渴，泄泻，情绪抑郁，各种赤白痢疾、腹痛，鸡冠痔，水泄、脾泄，眼睛突然红肿，牙痛恶疮，口舌生疮，痈疽肿毒，中巴豆毒而下泄不止。

《神农本草经》 主热气，治目痛眦伤流泪，能明目。治腹痛下痢，妇人阴中肿痛。

《名医别录》 主五脏冷热，久下泄痢脓血，止消渴大惊，除水湿，利关节，调胃厚肠益胆，疗口疮。

易水学派创始人张元素 治郁热在中，烦躁恶心，兀兀欲吐，心下痞满。

明朝医学家李时珍 除心窍恶血，解服药过量所致的烦闷及巴豆、轻粉毒。

形态特征

　　黄连多集聚成簇，形如鸡爪，表面灰黄色或黄褐色，味极苦。

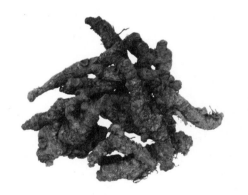

药理延伸

● 李时珍认为，黄连是治疗眼疾、痢疾的要药。古方治疗痢疾：香连丸，用黄连、木香；姜连散，用干姜、黄连；变通丸，用黄连、吴茱萸；姜黄散，用黄连、生姜。治消渴，用酒蒸黄连；治伏暑，用酒煮黄连；治下血，用黄连、大蒜；治肝火，用黄连、吴茱萸；治口疮，用黄连、细辛。以上配伍使用，均是一寒一热，一阴一阳，寒因热用，热因寒用，君臣相佐，阴阳相济，最得制方之妙，故有效又无偏胜之害。

● 治五劳七伤，能益气，止心腹痛，惊悸烦躁，润心肺，长肉止血，能疗流行热病，止盗汗及疥疮。用猪肚蒸后做成丸，可治小儿气疳（出现咳嗽气逆，咽喉不利，多涕，或鼻下生疮等证），杀虫。

成品选鉴

　　黄连根因像串珠相连而色黄，故得此名。黄连有两种：一种根粗无毛有连珠，像鹰爪、鸡爪的形状而坚实，色深黄；另一种是无珠多毛而中空，淡黄色。此二者对疾病治疗各有所宜。

功效

　　清热燥湿，泻火解毒。

养生药膳

清热凉血+解毒滋阴

玄参萝卜清咽汤

材料：

玄参15克、黄连1克、白萝卜300克、蜂蜜80克、绍兴酒20毫升。

做法：

❶萝卜、玄参和黄连洗净切成片，用绍兴酒浸润备用。

❷用大碗1个，放入2层萝卜，再放1层玄参，淋上蜂蜜10克、绍兴酒5毫升。按照此种方法，放置4层。将剩下的蜂蜜加20毫升冷水倒入大碗中，大火隔水蒸2小时即可。

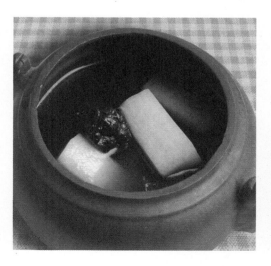

精选 止痛
中药
草部/山草类

紫草

❖ 此草花紫根紫，可以染紫，所以叫紫草。《尔雅》写作茈草。瑶、侗人叫它鸦衔草。

紫草小档案

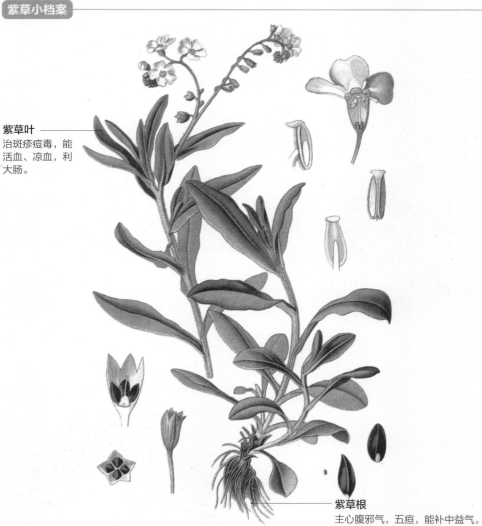

紫草叶
治斑疹痘毒，能活血、凉血，利大肠。

紫草根
主心腹邪气，五疸，能补中益气。

释名	紫丹、紫芙、茈、藐、地血、鸦衔草。
性味	味苦，性寒，无毒。
有效成分	紫草素、异丁酰紫草素等。
临床应用	婴童疹痘（将出未出、色赤便闭者可用紫草，如痘已出而红肿、大便利者则忌用），恶虫咬伤。

《神农本草经》 主心腹邪气，五疸，能补中益气，利九窍，通水道。

明朝医学家李时珍 治斑疹痘毒，能活血凉血，利大肠。

《吉林中草药》 治便秘，尿血。

《陕西中草药》 治汤火伤，皮炎，湿疹，尿路感染。

形态特征

　　有平伏状粗毛。根粗大，圆锥形，干时紫色。叶互生，呈披针形。

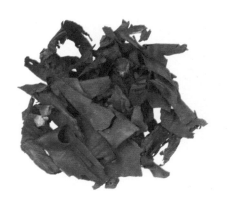

药理延伸

● 紫草味苦、咸而性寒，入心包络及肝经血分。其功效为凉血活血，利大小肠。故以痘疹欲出但未成熟、血热毒盛、大便闭涩者，适宜使用。痘疹已出而色紫黑、便秘者，也可以使用。如果痘疹已出而红肿，以及色白内陷、大便通畅者，忌用。

● 治恶疮、瘑癣（瘑疮皮逐渐干燥，结成黄色或褐色痂皮，患处发痒而出现白色鳞状皮）。

● 疗腹肿胀满痛。将其制成膏，可疗小儿疮。

● 治恶疮、瘑癣。

● 补心，舒肝，散淤，活血。

成品选鉴

　　三月下种，九月子熟的时候割草，春社（古代春季祭祀土神的日子）前后采根阴干。其根头有白色茸毛，没有开花时采根，则根色鲜明；花开过后采，则根色黯恶。采时，用石头将其压扁晒干。收割时忌人溺以及驴马粪和烟气，否则会使草变黄。

功效

　　清热凉血，解毒透疹。

养生药膳

解毒+降血压+凉血止血

紫草鸡汤煲

材料：

紫草30克、莲子10克、枸杞3克，连骨鸡肉200克、肉汤500克，酱油、盐、味精各少许。

做法：

❶ 将鸡肉与紫草和莲子同煎40分钟，去渣留汁成紫草鸡汤。

❷ 将肉汤与紫草鸡汤混合后滚沸5分钟，将枸杞放入锅内，待熟后，加入酱油、盐、味精等调味即成。

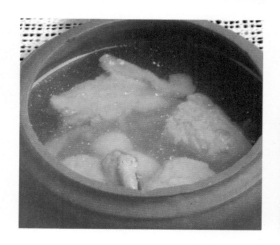

第六章 解毒止痛

精选 止痛
蔬菜

草部/蔬菜类

茄子

☀ 段成式在《酉阳杂俎》中说，茄子能厚肠胃，动气发疾。此说全不知茄子性滑，不厚肠胃。

茄子小档案

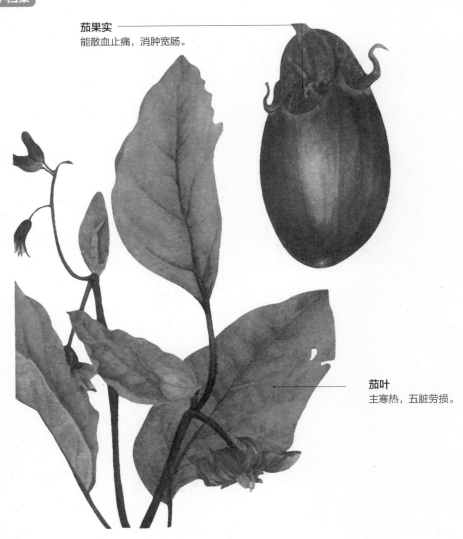

茄果实
能散血止痛，消肿宽肠。

茄叶
主寒热，五脏劳损。

释名	落苏、昆化瓜、草鳖甲。
性味	味甘，性寒，无毒。
有效成分	蛋白质、脂肪、碳水化合物、维生素、钙、磷、铁等。
临床应用	治肠风下血、热毒疮痈、皮肤溃疡。

宋代药物学家马志 体寒者不能多吃。因茄损人动气，能发疮和旧疾。

唐代医学家孟诜 主寒热，五脏劳损。

《日华子诸家本草》 用醋磨后外敷，可消毒肿。

金元四大家朱震亨 老且裂开的茄子烧成灰，可治乳裂。

形态特征

　　叶呈椭圆形，花为紫色，果实呈球形或长圆形，有紫色、白色或浅绿色。

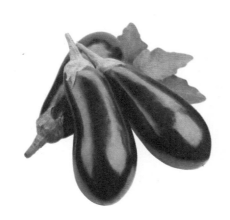

药理延伸

● 秋后食用茄子·将损目。

● 老茄子可治乳头裂，茄根煮汤可治冻疮，将茄蒂烧成灰治口疮，都有良好效果，此与茄的甘甜能缓火有关。

● 茄子能散血、消肿、宽肠。所以，大便干结、痔疮出血以及患湿热黄疸的人，多吃些茄子也有帮助，可以选用紫茄与大米煮粥吃。

● 茄性寒，多食会腹痛下痢，能伤女人子宫。其可散血止痛，消肿宽肠。

成品选鉴

　　茄种子适宜在九月黄熟时收取，洗净晒干，到二月即可播种，发苗后移栽。茄的植株高二三尺，叶子大如手掌。从夏到秋开紫花，五瓣相连，五棱如缕，黄蕊绿蒂，蒂包着茄。茄中有瓤，瓤中有籽，籽很像芝麻。茄有圆如栝楼者，有长约四五寸者。有青茄、紫茄、白茄。白茄也称银茄，味道胜过青茄。

功效

　　清热凉血，解毒消肿。

养生药膳

散血止疼+解毒消肿

豆角烧茄子

材料：

豆角200克、茄子300克，红辣椒、盐、鸡精、大蒜、酱油适量。

做法：

❶ 茄子洗净切条浸泡在盐水中，豆角择洗干净切段，红辣椒去籽去蒂并洗净切丝。水锅烧热，放入豆角焯熟，捞出过一下凉水，沥干备用。

❷ 油锅烧热，放入茄条煎炸至变色、炒软，放入豆角、大蒜翻炒，加入盐、鸡精、酱油及辣椒丝，炒熟即可。

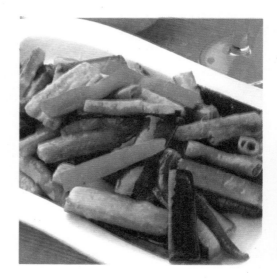

精选 止痛
草药

草部/山草类

秦艽

☀ 秦艽产自秦中，以根呈螺纹交纠的质优，故名秦艽、秦纠。

秦艽小档案

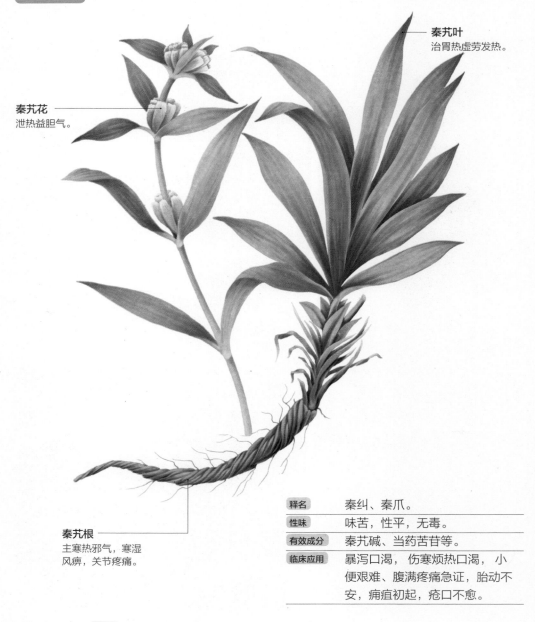

秦艽叶
治胃热虚劳发热。

秦艽花
泄热益胆气。

秦艽根
主寒热邪气，寒湿风痹，关节疼痛。

释名	秦纠、秦爪。
性味	味苦，性平，无毒。
有效成分	秦艽碱、当药苦苷等。
临床应用	暴泻口渴，伤寒烦热口渴，小便艰难、腹满疼痛急证，胎动不安，痈疽初起，疮口不愈。

《神农本草经》 主寒热邪气，寒湿风痹，关节疼痛，能逐水利小便。

《名医别录》 疗新久风邪，筋脉拘挛。

隋唐名医甄权 加牛奶冲服，利大小便，又可疗酒黄、黄疸，解酒毒，祛头风。

易水学派创始人王好古 泄热益胆气。

形态特征

秦艽呈类圆柱形，上粗下细，扭曲不直，长10～30厘米，直径1～3厘米。

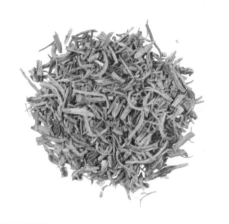

药理延伸

● 秦艽是手、足阳明经主药，兼入肝胆二经，所以手足活动不利，黄疸烦渴等病症须用。此外，阳明经有湿，则身体酸疼烦热可取秦艽祛阳明湿热。

● 治肺痨（亦称骨蒸，其症状是疲倦，午后发烧，夜间盗汗，咳嗽，多痰，患者多苍白而消瘦，有时咯血）、疳证及流行疾病。

● 除阳明风湿及手足不遂，治口噤牙痛口疮，肠风泻血，能养血荣筋。

成品选鉴

秦艽产自秦中，以根呈螺纹相交状且长者较大、色泽黄白者质量较好，故名秦艽、秦糺。其长约一尺多，粗细不等，枝干高五六寸，叶婆娑茂盛，连茎梗都是青色，如莴苣叶。秦艽生长在山谷，在六月中旬开紫色花，似葛花，在当月结籽，于每年的春、秋季采根阴干，因其中间多含土，使用时须剖开，将泥去掉。

功效

祛除风湿，通络止痛。

养生药膳

扶风除湿+温经散寒

秦艽元胡酒

材料：

秦艽、元胡各50克，制草乌10克，桂枝、川芎、桑枝、鸡血藤各30克，羌活25克，白酒1000毫升。

做法：

将前8味捣碎，置容器中；加入白酒，密封，浸泡7～10天后，过滤去渣，即成。

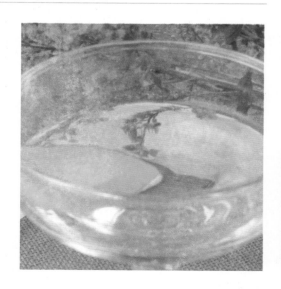

精选　止痛
草药

草部/山草类

细辛

☀ 按沈括《梦溪笔谈》所说，细辛出自华山，极细而直，柔韧，味极辛，嚼之习习如椒而更甚于椒。

细辛小档案

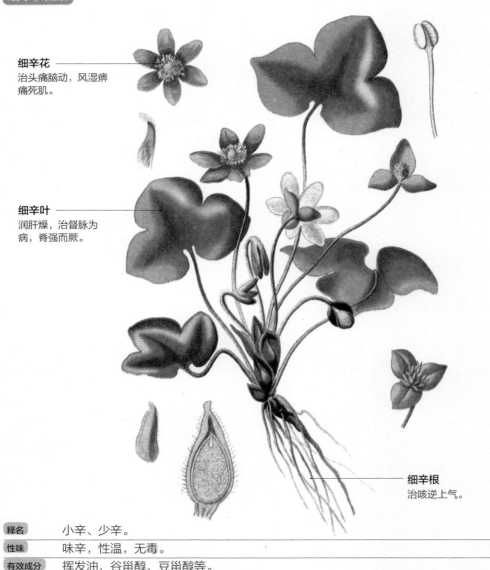

细辛花
治头痛脑动，风湿痹痛死肌。

细辛叶
润肝燥，治督脉为病，脊强而厥。

细辛根
治咳逆上气。

释名	小辛、少辛。
性味	味辛，性温，无毒。
有效成分	挥发油、谷甾醇、豆甾醇等。
临床应用	中风突然昏倒、不省人事，虚寒呕哕、饮食不下，小儿客忤所致面青、口不能言或惊啼不止，口舌生疮，口臭龈齿肿痛、溃烂，鼻中息肉，各种耳聋。

《神农本草经》 治咳逆上气，头痛脑动，关节拘挛，风湿痹痛死肌。久服明目利九窍，轻身延年。

《名医别录》 能温中下气，破痰利水道，开胸中滞结，除喉痹、鼻息肉，治鼻不闻香臭，下乳结，治汗不出，血不行，能安五脏，益肝胆，通精气。

南朝医学家陶弘景 含细辛，能去口臭。

明朝医学家李时珍 治口舌生疮，大便燥结，张眼睫毛倒插。

形态特征

多年生草本，有细长芳香的根状茎。花单生叶腋，贴近地面，常紫色，呈钟形。

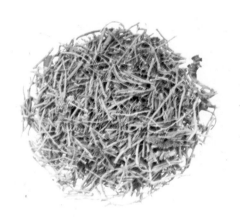

药理延伸

● 南北朝名医徐之才说："细辛与曾青、枣根相使。与当归、芍药、白芷、川芎、丹皮、藁本、甘草同用，治妇科疾病；与决明子、鲤鱼胆、青羊肝同用，治目痛。细辛恶黄芪、狼毒、山茱萸，忌生菜。"

● 治头面风痛，不可缺少细辛。

● 润肝燥，治督脉为病，脊强而厥（因脊椎骨部筋脉、肌肉强急，身体不能前俯而晕厥等证）。

● 添胆气，治咳嗽，去皮风湿痒，疗见风流泪，除齿痛、血闭、妇人血沥腰痛。

成品选鉴

细辛生于华阴山谷，二月、八月采根阴干。而东阳临海所产的细辛质量比较好，但味辛烈，不及华阴、高丽所产，使用时须去除头节。《博物志》记载，杜衡乱细辛，自古已然。大抵能与细辛混淆者，不止杜衡，故应从根苗、色味来仔细辨别。叶像小葵，柔茎细根，直而色紫，味极辛的是细辛。叶像马蹄，茎微粗，根弯曲而呈黄白色，味也辛的是杜衡。故挑选细辛时，不可不察。

功效

祛风散寒，通窍止痛，温肺化饮。

养生药膳

活血利尿+滋润皮肤

细辛菟丝粥

材料：
菟丝子15克，细辛5克，香菇15克，红枣15克，粳米100克，白糖适量。

做法：
将菟丝子洗净后捣碎，和细辛一同水煎去渣取汁，用该汁水煮粥，加香菇、红枣味道更好。粥熟时加白糖即可。

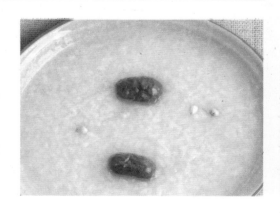

精选 止痛
草药

草部/五果类

杏

☀ 杏字篆文像果实挂在树枝的样子。

杏小档案

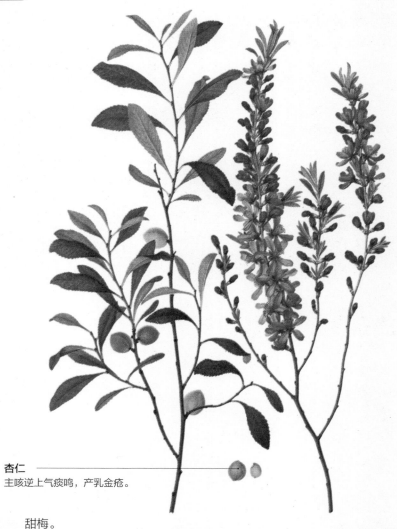

杏仁
主咳逆上气痰鸣，产乳金疮。

释名	甜梅。
性味	实：味酸，性热，有小毒。生吃太多，伤筋骨。仁：味甘（苦），性温（冷利），有小毒。
有效成分	脂肪、杏仁油、蛋白质、钙、铁、维生素E、B族维生素等。
临床应用	上气喘急，喘促浮肿，小便淋沥，小儿脐烂。

医家评说

战国时代名医扁鹊 杏实多食会引发旧疾，使人眼盲、须眉脱落。

明代药物学家宁源 杏实多食生痰热，使人精神昏乏，产妇尤忌。

《神农本草经》 杏仁主咳逆上气痰鸣，喉痹，下气，产乳金疮，寒心如奔豚。

易水学派创始人张元素 杏仁除肺热，治上焦风燥，利胸膈气逆，润大肠治便秘。

形态特征

　　其树冠开展，叶阔呈心形，深绿色，直立着生于小枝上。花盛开时为白色，自花授粉。短枝每节上生一颗或两颗果实，果为圆形或长圆形，稍扁，形状似桃，但少毛或无毛。果肉为艳黄或橙黄色。果核表面平滑，略似李核，但较宽而扁平。

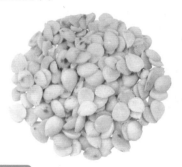

药理延伸

● 治风寒肺病药中，亦有连皮尖使用，取其发散的功效。

● 杏仁得火良，恶黄芩、黄芪、葛根，畏蘘草。

● 杏仁有小毒，所以还能治疮杀虫。

● 杏仁疗惊痫，心下烦热，风气往来，时行头痛，能解除肌表之邪，消心下胀痛。

● 杏实晒干作果脯吃，能止渴，去冷热毒。杏为心之果，心病者宜食用。

成品选鉴

　　各个种类杏叶都圆而有尖，二月开红花，也有叶多但不结果的。味甜而沙的称沙杏；色黄而带酸味者称梅杏，青而带黄者是柰杏。其中金杏体大如梨，色黄如橘。王祯《农书》上说"北方有种肉杏很好，色红，大而扁，有金刚拳之称。"凡是杏熟时，将其榨出浓汁，涂在盘中晒干，再刮下来，可以和水调麦面食用。

功效

　　止咳平喘，润肠通便。

养生药膳

益精+补血+润肠

杏仁芝麻糊

材料：
杏仁5克，芝麻粉10克，砂糖适量。

做法：

❶ 将芝麻粉盛入瓷碗中，加入适量的砂糖。锅置火上，倒入适量清水烧开后，冲泡备好的芝麻粉，搅拌均匀。

❷ 杏仁去皮，洗净，切开，打碎，这样可以入味。最后加入备好的杏仁，搅拌均匀即可。

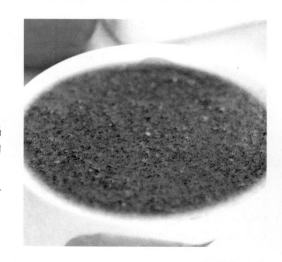

精选 止痛
草药

草部/芳草类

薄荷

❋ 薄荷是俗称，现在的人用它入药，多以苏州产的为佳。

薄荷小档案

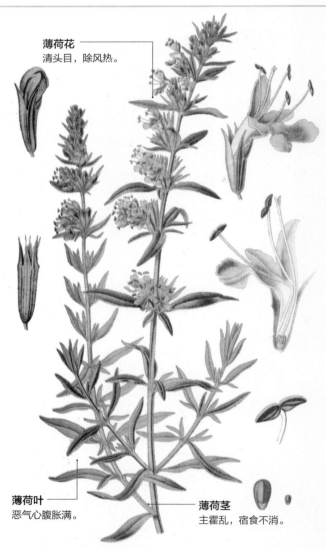

薄荷花
清头目，除风热。

薄荷叶
恶气心腹胀满。

薄荷茎
主霍乱，宿食不消。

释名	蕃荷菜、吴菝、南薄荷、金钱薄荷。
性味	味辛，性温，无毒。
有效成分	挥发油、氨基酸等。
临床应用	治风热，风气瘙痒，眼睑红烂，鼻出血不止，血痢不止。

医家评说

隋唐名医甄权 能通利关节，发毒汗，驱邪气，破血止痢。

《新修本草》 主贼风伤寒，恶气心腹胀满，霍乱，宿食不消，下气，煮汁内服，能发汗，解劳乏，也可以生吃。

《日华子诸家本草》 治因中风而失音、吐痰。

唐代医学家孟诜 榨汁服，可去心脏风热。

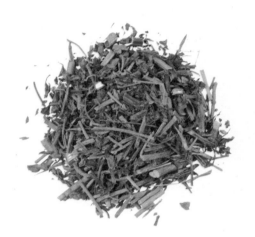

形态特征

其茎是方形，为赤色，叶子对生，刚长出来时叶子长而头圆，成熟后则变尖。

药理延伸

● 薄荷味辛凉，气味薄，浮而升，属阳，所以能去人体上部、头部以及皮肤的风热。

● 薄荷能引诸药入营卫，所以能发散风寒。疗阴阳毒，伤寒头痛，四季都可以食用。

● 长期入菜食用，能辟邪毒，除疲劳，使人口气香洁。煎汤洗，治漆疮。

成品选鉴

现代人用它入药，多为人工种植。二月时，薄荷老根长出苗，清明前后可分植。其茎呈方形，为赤色，叶子对生，刚长出来时，叶子长而头圆，成熟后则变尖。故当时吴、越、川、湖等地的人多用它来代替茶叶。

功效

疏风散热，清利头目。

养生药膳

清热泻火+补肾养血

薄荷拌核桃

材料：
薄荷300克、核桃仁150克、红辣椒1个、白糖适量。

做法：
1. 水锅置上烧沸，熄火，放入核桃仁浸泡10分钟，用牙签剔去皮膜。
2. 薄荷择洗干净，沥干装盘，撒上白糖。
3. 辣椒去籽去蒂洗净切丝，用糖腌至入味，与核桃仁一起放入薄荷上即可。

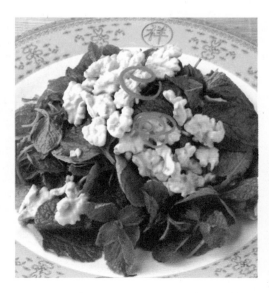

精选 止痛
草药

草部/柔滑类

蒲公英

❀ 蒲公英四散而生，茎、叶、花、絮都像苦苣，但较苦苣小些。嫩苗可以食用。二月采花，三月采根。

蒲公英小档案

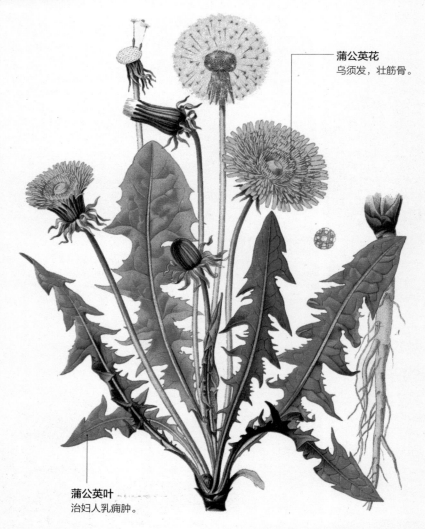

蒲公英花
乌须发，壮筋骨。

蒲公英叶
治妇人乳痈肿。

释名	耩耨草、金簪草、黄花地丁。
性味	味甘，性平，无毒。
有效成分	蒲公英固醇、蒲公英素、树脂等。
临床应用	乳痈红肿，疔疮疗毒。

唐朝医学家孟诜 取蒲公英煮汁饮用，并外敷患处，治妇人乳痈肿。

金元四大家朱震亨 解食物毒，散滞气，化热毒，消恶肿、结核、疔肿。

明朝医学家李时珍 能涂抹牙上，乌须发，壮筋骨。

北宋药物学家苏颂 用蒲公英的白汁外涂，可治恶刺。

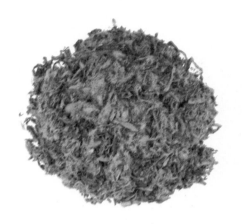

形态特征

蒲公英根深长，单一或分支，外皮为黄棕色。叶根生，排成莲座状，呈倒披针形。花茎比叶短或等长，结果时会伸长。

药理延伸

● 蒲公英苦寒，是足少阴肾经的君药，本经必用。

● 蒲公英与忍冬藤同煎汤，加少量酒调佐服用，可治乳腺炎。服用后想睡，为其副作用，入睡后出微汗，病即安。

成品选鉴

蒲公英四季都可以开花，花谢后会出现飞絮，絮中有籽，落地便能生长。其茎、叶、花、絮都像苦苣，但外形较苦苣小一些，嫩苗可以食用。二月采花，三月采根。

功效

清热解毒，消肿散结。

养生药膳

清热解毒+消暑利尿

蒲公英银花茶

材料：
蒲公英30克、银花30克，白糖适量。

做法：
❶ 将蒲公英、银花冲净、沥干，备用。砂锅洗净，倒入清水至盖满材料，以大火煮开转小火慢煮20分钟。

❷ 在熬煮的过程中，需定时搅拌，以免黏锅。起锅前，加入少量白糖拌匀，去渣取汁当茶饮。

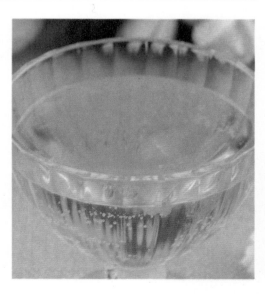

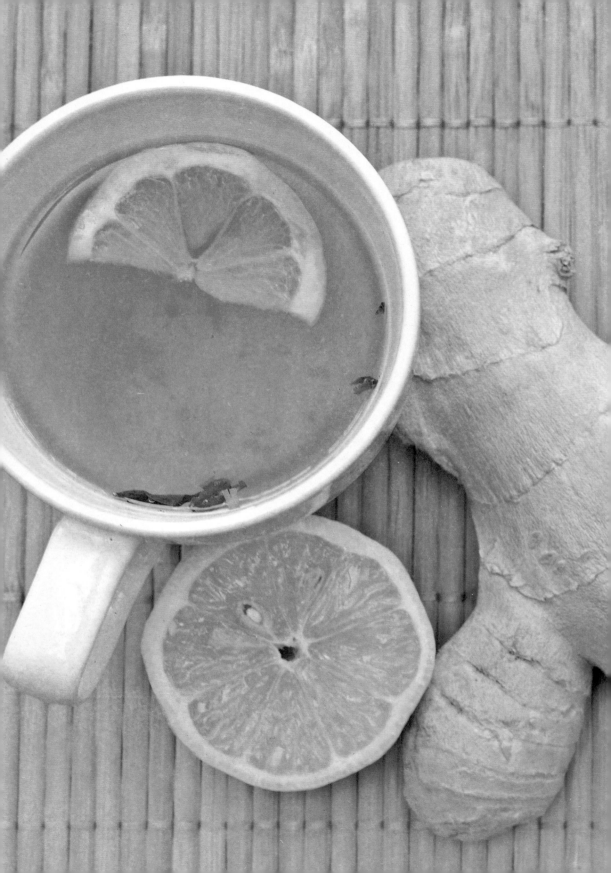

第七章

止咳化痰

止咳之前应该先化痰，才能去除病根。

咳嗽在中医可分成外感咳嗽、内伤咳嗽。外感咳嗽是因为外在的因素引起，如病菌感染、没注意保暖而受寒等，常常是急性的，病程也比较短。内伤咳嗽则是指身体内部失调，引起肺气上逆，造成咳嗽，常是由慢性病造成。

精选 润喉
中药

草部/山草类

贝母

❊ 苦菜、药实与野苦荬、黄药子同名。

贝母小档案

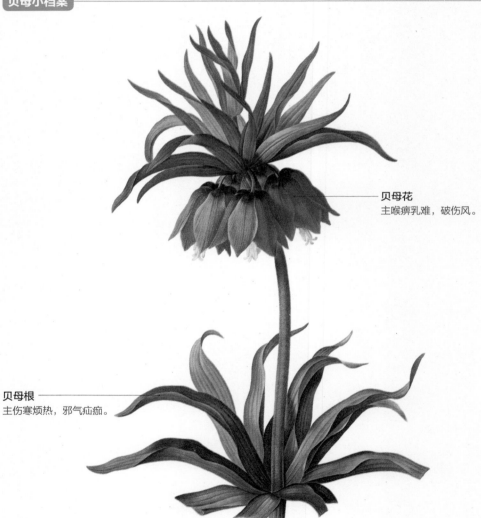

贝母花
主喉痹乳难，破伤风。

贝母根
主伤寒烦热，邪气疝瘕。

释名	勤母、苦菜、苦花、空草、药实。
性味	味辛，性平，无毒。
有效成分	生物碱等。
临床应用	小儿百日咳，孕妇咳嗽，治乳汁不通，吐血、鼻出血不止，小儿鹅口疮，乳痈初起，汗斑。

医家评说

南北朝医学家徐之才 与厚朴、白微相使，恶桃花，畏秦艽、莽草，反乌头。

《神农本草经》 主伤寒烦热，小便淋沥，邪气疝瘕，因饮食不节、寒温不调、脏腑虚弱，并受风寒而导致的人体腹内与血气相结所生。喉痹乳难，破伤风。

《名医别录》 疗腹中结实，心下满，洗邪恶风寒，目眩，脖子僵硬，咳嗽，能止烦热渴，发汗，安五脏，利骨髓。

形态特征

　　贝母的鳞茎呈圆锥形或心形。表面似白色，较光滑。外层两枚鳞叶大小悬殊，大鳞叶紧裹小鳞叶，而小鳞叶露出部分呈新月形，昔称"怀中抱月"。

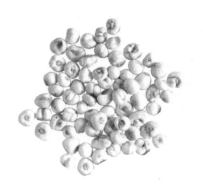

药理延伸

● 贝母能散心胸郁结之气。

● 贝母是肺经气分之药。寒实结胸的患者，可服用三物小陷胸汤或是泻白散，因其方中有贝母。金代医家成无己说："辛味散而苦味泄。"桔梗、贝母都有苦辛之味，可用来下气。

● 能消痰，润心肺。将其研末与砂糖做成丸，含服能止咳。烧灰用油调敷，疗人畜恶疮，有敛疮口的作用。

● 主胸胁逆气，时疾黄疸。研成末用来点眼，可去翳障。用七枚贝母研末用酒送服，治难产及胎盘不出。与连翘同服，主项下瘤瘿。

成品选鉴

　　贝母分布于四川西部、云南西北部、西藏南部及东部。二月长苗，茎细，色青，十月采根晒干。叶青像荞麦叶，随苗一起长出。七月开碧绿色花，形如金钱花。八月采根，根有瓣子，为黄白色，像聚贝子，故称贝母。

功效

　　清热润肺，化痰止咳。

养生药膳

养阴润肺+清热+化痰止咳

川贝酿水梨

材料：
川贝母10克、银耳适量、新鲜水梨1个。

做法：
❶ 将银耳泡软，去蒂，切成细块。水梨从蒂柄上端平切，挖除中间的籽核。
❷ 将川贝母、银耳置入梨心，并加满清水，置于碗盅里移入电饭锅内，蒸熟即可吃梨肉、饮汁。

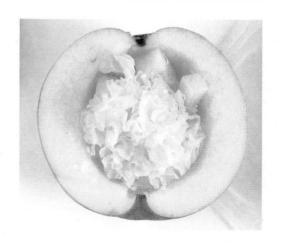

精选 润喉
中药
草部/山草类

黄芩

✿ 芩在《说文解字》中写作荃，说它颜色黄。也有人说芩为黔，黔是黄黑色。宿芩是旧根，多中空，外黄内黑，也就是如今所说的片芩，所以又有腐肠、妒妇等名称。

黄芩小档案

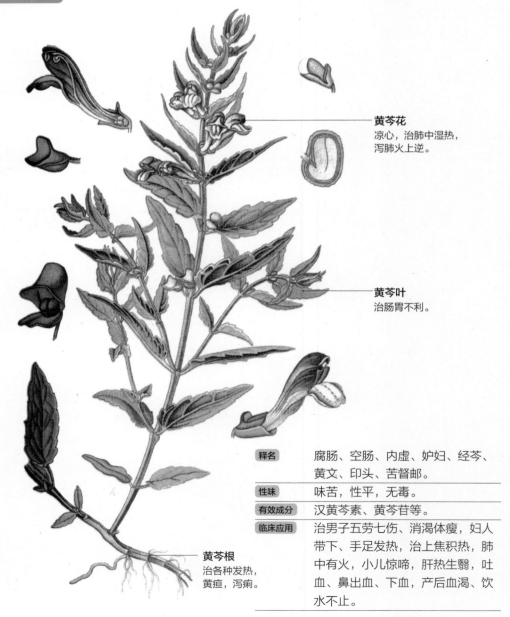

黄芩花
凉心，治肺中湿热，泻肺火上逆。

黄芩叶
治肠胃不利。

黄芩根
治各种发热，黄疸，泻痢。

释名	腐肠、空肠、内虚、妒妇、经芩、黄文、印头、苦督邮。
性味	味苦，性平，无毒。
有效成分	汉黄芩素、黄芩苷等。
临床应用	治男子五劳七伤、消渴体瘦，妇人带下、手足发热，治上焦积热，肺中有火，小儿惊啼，肝热生翳，吐血、鼻出血、下血，产后血渴、饮水不止。

医家评说

《名医别录》 治痰热、胃中热、小腹绞痛，消谷善饥，可利小肠。疗女子经闭崩漏，小儿腹痛。

《日华子诸家本草》 能降气，主流行热病，疗疮排脓，治乳痈发于背部。

易水学派创始人张元素 凉心，治肺中湿热，泻肺火上逆，疗上部实热，目赤肿痛，淤血壅盛，上部积血，补膀胱寒水，安胎，养阴退热。

形态特征

黄芩呈圆锥形，扭曲，表面为棕黄色或深黄色，有稀疏的疣状细根痕。

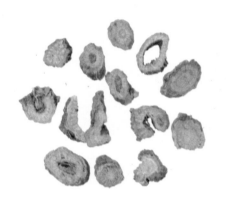

药理延伸

● 黄芩的作用有九：一泻肺热；二除上焦皮肤风热、风湿；三去诸热；四利气宽胸；五消痰涎；六除脾经诸湿；七为夏季须用之药；八于妇人产后滋阴清热；九能安胎。黄芩用酒炒则功效上行，主上部积血，非此不能除。下痢脓血，腹痛后重，身体发热长时间不退者，与芍药、甘草同用。

● 黄芩用酒拌炒，药效上行；与猪胆汁配伍使用，除肝胆之火；与柴胡配伍使用，退寒热；与芍药配伍使用，治下痢；与桑白皮配伍使用，泻肺火；与白术配伍使用，能安胎。

● 黄芩与山茱萸、龙骨相使，恶葱实，畏朱砂、丹皮、藜芦。与厚朴、黄连配伍使用，能止腹痛；与五味子、牡蒙、牡蛎配伍使用，可治不育。

成品选鉴

"芩"在《说文解字》中写作"菳"，称其颜色为黄。也有人说芩为黔，黔是黄黑色。宿芩是旧根，多中空，外黄内黑，也就是如今所说的片芩，所以又有腐肠、妒妇等名称。妒妇心黑，所以用来比喻宿芩。子芩是新根，多内实，也就是现在所说的条芩。有人说西芩多中空而色黑，北芩多内实而色深黄。

功效

清热燥湿，泻火解毒，止血，安胎。

养生药膳

清肺止咳+润肠通便

绿茶黄芩汤

材料：
黄芩、罗汉果、甘草、茶叶各等份。

做法：
将黄芩、罗汉果、甘草放入砂锅中，加清水适量，小火煎药至水剩一半时止，将煎好的药汁倒入保温瓶中沏茶。

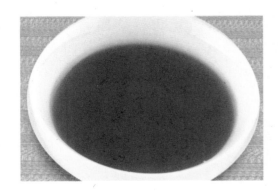

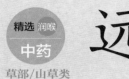

精选 润喉
中药

草部/山草类

远志

☼ 远志，在中医典籍中也名小草。《世说新语》有记载："处则为远志，出则为小草。"由于服用后能益智强志，故得名远志。远志有大叶、小叶两种。

远志小档案

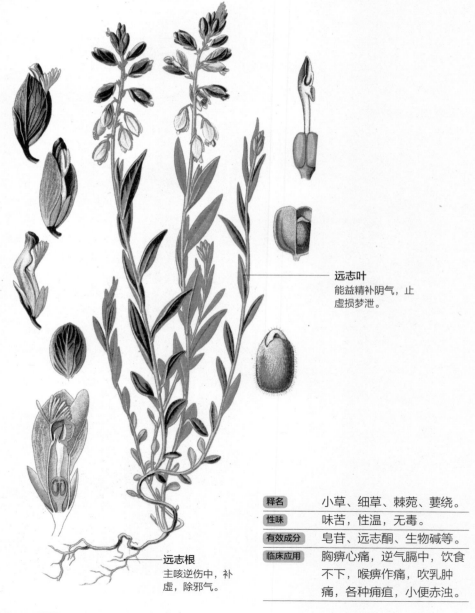

远志叶
能益精补阴气，止虚损梦泄。

远志根
主咳逆伤中，补虚，除邪气。

释名	小草、细草、棘菀、葽绕。
性味	味苦，性温，无毒。
有效成分	皂苷、远志酮、生物碱等。
临床应用	胸痹心痛，逆气膈中，饮食不下，喉痹作痛，吹乳肿痛，各种痈疽，小便赤浊。

医家评说

《神农本草经》 主咳逆伤中，补虚，除邪气，利九窍，益智慧，聪耳明目，增强记忆力，久服可以轻身延年。

《名医别录》 定心气，止惊悸，益精。去心下膈气，皮肤中热，面目黄。

南北朝医学家徐之才 煎汁饮用，杀天雄、附子、乌头之毒。

隋唐名医甄权 治健忘，安魂魄，可使人头脑清醒，还能补肾壮阳。

形态特征

远志呈圆柱形，有较密并深陷的横皱纹、纵皱纹及裂纹，略呈结节状。

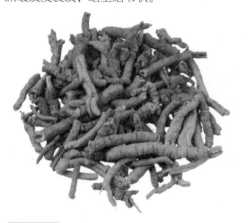

药理延伸

- 使用时须将心去掉，否则食用会令人心生烦闷。可以用甘草汤浸泡一夜，晒干或焙干使用。
- 远志与茯苓、冬葵子、龙骨配伍使用，效果好。畏珍珠、藜芦。
- 远志的作用主要是安神定志、益精，治健忘。精与志都是肾经所藏，肾精不足，则志气衰，不能上通于心，导致迷惑健忘。
- 治肾积奔豚气（症状为气从小腹上冲胸咽，如同小猪奔跑之状，但发作完后随即恢复平常，无积块可察）。
- 生肌，强筋骨，治妇人血淤所致口噤失音，小儿客忤（因小儿神气未定，突见陌生人、异物而受到惊吓，导致啼哭或面色有异）。

成品选鉴

远志生长在川谷中，外形呈圆柱形，微弯曲，长约3～10厘米，直径3～6厘米，外表颜色为浅棕色，断面则为黄白色，质坚硬且粗糙，皮部较厚，易与木部剥离。四月采收根、叶，去心取皮，阴干使用即可。

功效

安神益智，祛痰，消肿。

养生药膳

润肺止咳+清心安神

远志红豆甜汤

材料：
远志10克、新鲜百合200克、红豆50克、红枣数颗、砂糖适量。

做法：
1. 红豆淘净，放入碗中，浸泡3小时，备用。红豆和远志入锅，加适量的水煮开，转小火煮至呈半开状。
2. 百合削去瓣边的老硬部分，洗净，与红枣一起加入红豆汤中续煮5分钟，直至汤变黏稠为止。加砂糖调味，搅拌均匀即可。

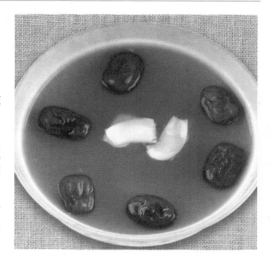

精选 润喉
中药
草部/山草类

桔梗

☀ 此草之根结实而梗直，所以叫桔梗。

桔梗小档案

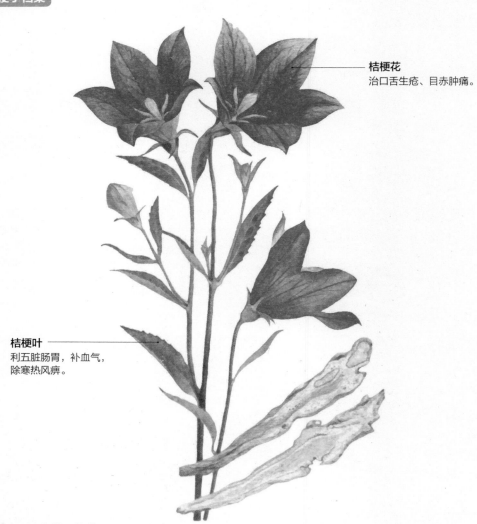

桔梗花
治口舌生疮、目赤肿痛。

桔梗叶
利五脏肠胃，补血气，
除寒热风痹。

释名	白药、梗草。
性味	味辛，性微温，有小毒。
有效成分	皂苷、植物甾醇等。
临床应用	胸满不痛、阴阳不和所致的伤寒腹胀，肺痈咳嗽（表现为胸满振寒、脉数咽干、痰浊腥臭），喉痹，蛀牙肿痛，牙疳臭烂。

医家评说

明朝医学家李时珍 应当以味苦、辛，性平为妥。

《名医别录》 利五脏肠胃，补血气，除寒热风痹，温中消谷，疗咽喉痛，除蛊毒。

隋唐名医甄权 治下痢，破血行气，消积聚、痰涎，去肺热气促嗽逆，除腹中冷痛，主中恶以及小儿惊痫。

《日华子诸家本草》 下一切气，止霍乱抽筋，心腹胀痛。补五劳，养气，能除邪气，辟瘟，破症瘕、肺痈，养血排脓，补内漏（指身体内部脏腑的病变），治喉痹。

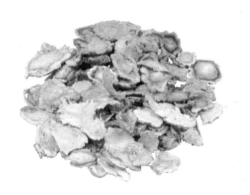

形态特征

根呈长纺锤形，长6～20厘米，表面为淡黄白色，有扭转纵沟及横长皮孔斑痕。

药理延伸

● 干咳为痰火之邪郁在肺中，宜用苦桔梗开郁。痢疾腹痛为肺气郁在大肠，也宜先用苦桔梗开郁，后用治痢药。因桔梗能升提气血，所以治气分药中适宜使用。

● 利窍，除肺部风热，清利头目，利咽喉。治疗胸膈滞气及疼痛，除鼻塞。

成品选鉴

桔梗根的大小像小指一样，呈黄白色，春季长苗，茎高一尺多，叶像杏叶，呈长椭圆形，四叶对生，嫩时亦可煮来食用。夏天开紫碧色小花，形似牵牛花，秋后结籽。八月采根，根为实心，像蜀葵根；其茎细，色青；叶小，为青色，像菊叶。刮去桔梗根表面的浮皮，用淘米水浸一夜，切片微炒后可入药用。

功效

宣肺，利咽，祛痰，排脓。

养生药膳

温中健脾+益气+补血补肾

肾气乌鸡汤

材料：
熟地20克、山茱萸10克、山药15克、丹皮10克、茯苓10克、泽泻10克、车前子7.5克、牛膝7.5克、桔梗10克、附子5克、乌骨鸡腿1只、盐适量。

做法：
❶ 将乌骨鸡腿洗净，剁块，放入沸水汆烫，去除血水；将乌骨鸡腿及所有的药材盛入煮锅中，加水至盖过所有的材料。
❷ 大火煮沸后转小火续煮40分钟左右，加盐即可。可只取汤汁饮用，或吃肉喝汤。

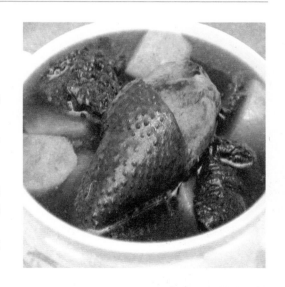

精选 润喉
中药

草部/山草类

柴 胡

✿ "茈"字有柴、紫两种读音，茈姜、茈草的茈读作紫，茈胡的茈读作柴。茈胡生长在山中，嫩时可食，老的则采来当柴。苗有芸蒿、山菜、茹草等名称，而根名叫作柴胡。

柴胡小档案

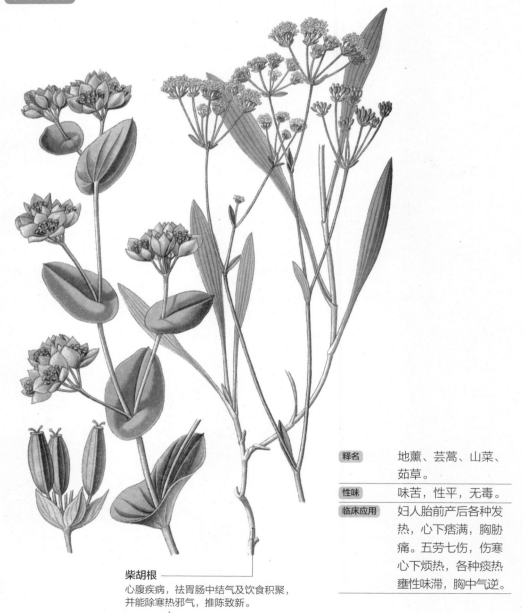

释名	地薰、芸蒿、山菜、茹草。
性味	味苦，性平，无毒。
临床应用	妇人胎前产后各种发热，心下痞满，胸胁痛。五劳七伤，伤寒心下烦热，各种痰热壅性味滞，胸中气逆。

柴胡根
心腹疾病，祛胃肠中结气及饮食积聚，并能除寒热邪气，推陈致新。

医家评说

《名医别录》 除伤寒心下烦热，各种痰热壅滞，胸中气逆，五脏间游气，大肠停积水胀及湿痹拘挛。也可煎汤洗浴。

《日华子诸家本草》 补五劳七伤，除烦止惊，益气力，消痰止咳，润心肺，添精髓，治健忘。

明朝医学家李时珍 治阳气下陷，平降肝胆、三焦、心包络的相火，头痛眩晕，目昏赤痛障翳，耳鸣耳聋。

形态特征

茎青紫坚硬，微有细线。叶像竹叶而稍紧小，也有像斜蒿的。

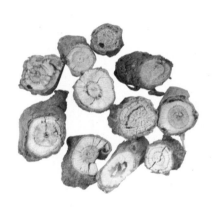

药理延伸

● 柴胡能祛邪解表退热，对于外感表证发热，无论是风热、风寒皆有疗效。可与防风、生姜等配伍治外感风寒，可与菊花、薄荷、升麻配伍治风热感冒。现代用柴胡制成的单味或复合注射液，也对于外感发热有很好的解表退热作用。

● 柴胡能疏肝解郁，治疗因气郁导致的胸闷、情志不畅、女性月经不调等。

● 柴胡能补气，治中气不足导致的脏器脱垂，如子宫脱垂、肾下垂等。

● 柴胡还可退热截疟，是治疗疟疾寒热的药物之一，常与黄芩、常山、草果等配伍。

成品选鉴

银州那里产的柴胡长一尺多，色微白且柔软，不易得到。北方所产的，也像前胡而柔软，也就是现在人们称的北柴胡，入药也很好。南方所产的不像前胡，却像蒿根，强硬不能入药。柴胡的苗像韭叶或竹叶，以像竹叶的为好。其中似斜蒿的最次，可以食用，也属于柴胡一类，入药用效果不好。现在还有一种，根像桔梗、沙参，色白而大，药商用它来冒充银柴胡，只是无气味，不可不分辨。

功效

解表退热，疏肝解郁，升举阳气。

养生药膳

健脾开胃+助消化+ 增进食欲

清心莲子田鸡汤

材料：
田鸡3只、鲜莲子150克、人参、黄芪、茯苓、柴胡各10克，生姜、地骨皮、麦门冬、车前子、甘草各5克。

做法：
❶ 将所有药材放入纱布包中扎紧放入锅中，加水适量以大火煮开，再转小火熬煮约30分钟。
❷ 将田鸡剁成块，放入汤中一起煮熟，吃肉喝汤。

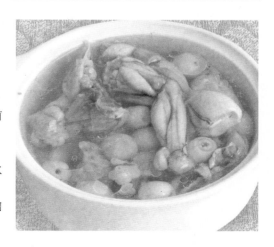

精选 润喉
中药
草部/荤辛类

生姜

✿ 姜味辛而不荤，能去邪辟恶。生吃，熟食，或用醋、酱、糟、盐、蜜煎后调和，无所不宜。既可作蔬菜、调料，又可入药，做果脯，用途非常广泛。

生姜小档案

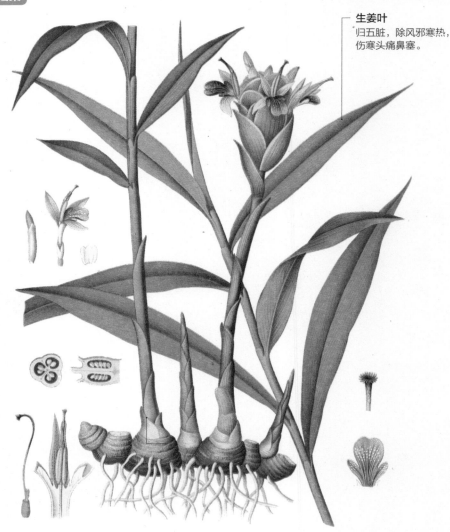

生姜叶
归五脏，除风邪寒热，伤寒头痛鼻塞。

释名	姜根、百辣云、勾装指、因地辛。
性味	味辛，性微温，无毒。
有效成分	挥发油、姜辣素等。
临床应用	胃虚风热，寒热痰嗽，干呕，各种药毒，刀斧伤，手足闪扭，两耳冻疮。

医家评说

明朝医学家李时珍 长期吃姜，易积热伤眼。凡是有痔疮者多吃姜和酒，就会立刻发作。患痈疮者多吃姜，会长恶肉。

《名医别录》 归五脏，除风邪寒热，伤寒头痛鼻塞，咳逆气喘，止呕吐，去痰下气。

易水学派代表王好古 干生姜为肺经气分之药，益肺。

形态特征

生姜根茎肉质肥厚，扁平，有芳香和辛辣味。

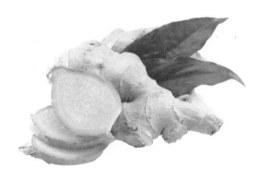

药理延伸

● 生姜的功用有四：一能制半夏、厚朴毒；二能发散风寒；三与枣同食，辛温益脾胃元气，能温中去湿；四是与芍药同用，能温经散寒。孙思邈说，姜是治呕吐的圣药，可能是因辛能散之。而呕吐正是由于气逆不散所致，此药行阳而散气。俗话说，"上床萝卜下床姜"，意指姜能开胃，萝卜能消食。

● 除壮热，治痰喘胀满，冷痢腹痛，转筋胸闷，去胸中臭气、狐臭，杀腹内寄生虫。

成品选鉴

四月取母姜栽种微湿沙地中，五月长苗，像初生的嫩芦，只是叶稍宽像竹叶，对生，叶有辛香。秋季前后新芽迅速长出，此时的嫩姜采食无筋，称为子姜。秋分后次之，下霜后姜就变老。姜性恶湿而畏日，故秋天很热，姜就不会生长了。

功效

解表散寒，温中止呕，温肺止咳。

养生药膳

滋阴清肺+润燥去疾+补虚

玉竹沙参焖老鸭

材料：
玉竹50克、沙参50克，老鸭1只，葱花、生姜、盐各适量。

做法：
❶ 将老鸭洗净，切块后放入锅中；生姜去皮，切片。
❷ 放入沙参、生姜，加水适量用大火煮沸，转用小火煨煮，1小时后加入盐调味，撒上葱花即可。

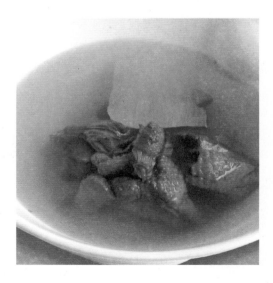

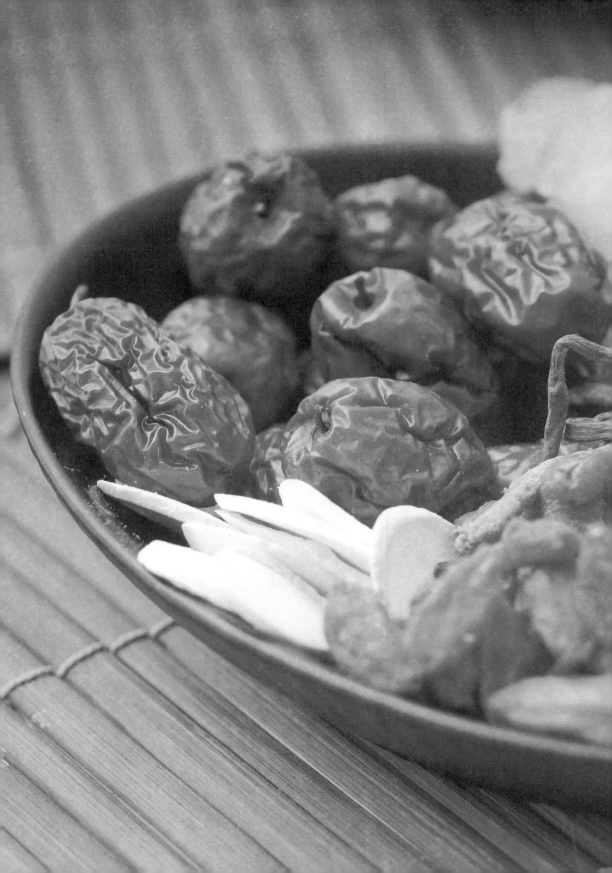

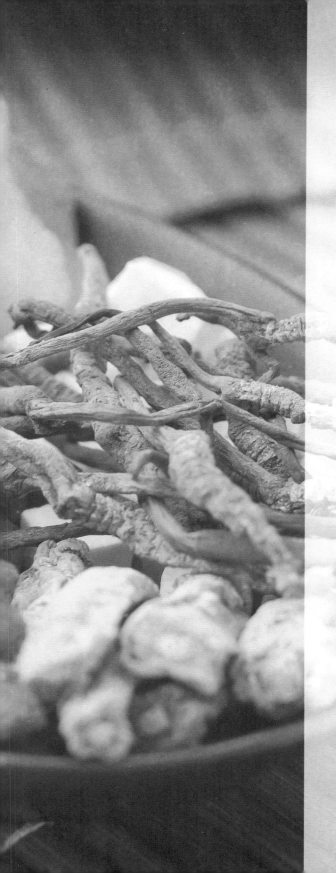

第八章

益气补虚

虚证可以分为气虚、血虚、阴虚、阳虚等。气虚多表现为倦怠无力、气短懒言、声音低微、多汗自汗等，适宜食用补气类食材。

精选 益气
中药
草部/山草类

黄芪

✿ 耆，长的意思。黄耆色黄，为补药之长，故名。今俗称为黄芪。

黄芪小档案

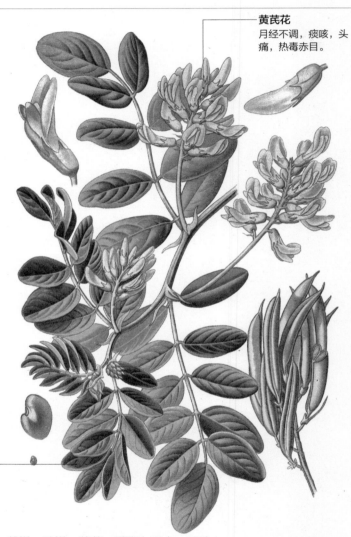

黄芪花
月经不调，痰咳，头痛，热毒赤目。

黄芪叶
止渴，治痈肿疽疮。

释名	黄耆、戴椹、独椹、芰草、蜀脂、百本、王孙。
性味	味甘，性微温，无毒。
有效成分	苷类、黄酮、氨基酸、微量元素等。
临床应用	小便不通，气虚所致小便混浊，各种虚损所致的烦悸焦渴、面色萎黄等，老年人便秘，肠风泻血，尿血石淋，吐血不止，咳脓咳血，胎动不安，阴汗湿痒。

医家评说

南北朝医学家徐之才 与茯苓相使，恶龟甲、白鲜皮。

《名医别录》 白水芪性寒主补，治妇人子宫邪气，逐五脏间恶血。补男子虚损，五劳消瘦，止渴，腹痛泻痢。可益气，利阴气。

隋唐名医甄权 治虚喘，肾虚耳聋，疗寒热，治痈疽发背。

《本草备要》 安中，消暑止渴，解酒，菱有两角、三角、四角，老嫩之殊。

形态特征

呈圆柱形，略扭曲，长20～60厘米，以条粗长、皱纹少、质坚而绵。

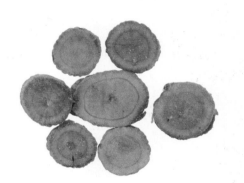

药理延伸

● 黄芪甘温纯阳，功用有五：一补各种虚损；二益元气；三健脾胃；四去肌热；五排脓止痛，活血生血，内托阴疽（如同西医的骨与关节结核，或是体质虚者的痈疽），为疮家圣药。又说黄芪补五脏虚损，治脉弦自汗，泻阴火，去虚热，无汗可用其发汗，有汗则用其止汗。

● 肥胖多汗者适宜用黄芪补元气，而面黑形瘦之人服用会导致胸满，应用三拗汤泻之。

● 因防风能制黄芪，故黄芪与防风同用则功效增强，此为相畏而相使的配伍。

成品选鉴

黄芪叶似槐叶，但稍微要尖小些，又似蒺藜叶，但略微宽大些，青白色。开黄紫色的花，大小如槐花。结尖角样果实，长约一寸。根长二三尺，以紧实如箭杆为佳，且嫩苗可食用。此外，亦可摘取其果实，于十月下种，以种菜的方法种植即可。人们多将黄芪捶扁，加蜜水烧数次，熟了即可。也有用盐汤浸润透，盛在器皿中，在汤碗内蒸熟切片使用。

功效

补气健脾，益卫固表，利尿消肿，托毒生肌。

养生药膳

补中益气+补肺益肾

灵芝黄芪炖肉

材料：
黄芪15克、灵芝少许、瘦肉500克，料酒、葱、姜、盐、胡椒粉各适量。

做法：
❶ 将灵芝、黄芪洗净润透切片，葱、姜拍碎，瘦肉洗净后，放入沸水锅中余烫去血水捞出，再用清水洗净切成小方块。

❷ 将灵芝、黄芪、瘦肉、葱、姜、料酒同入碗内，注入适量清水，隔水炖煮。煮沸后捞去浮沫，改用小火炖，炖至瘦肉熟烂，用盐、胡椒粉调味即成。

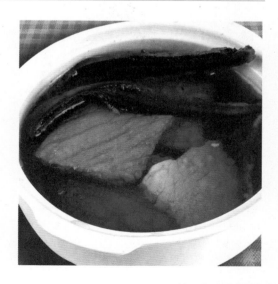

精选 益气
中药

草部/五果类

枣

❀ 按陆佃《埤雅》所说，大的为枣，小的为棘，棘也就是酸枣。

枣小档案

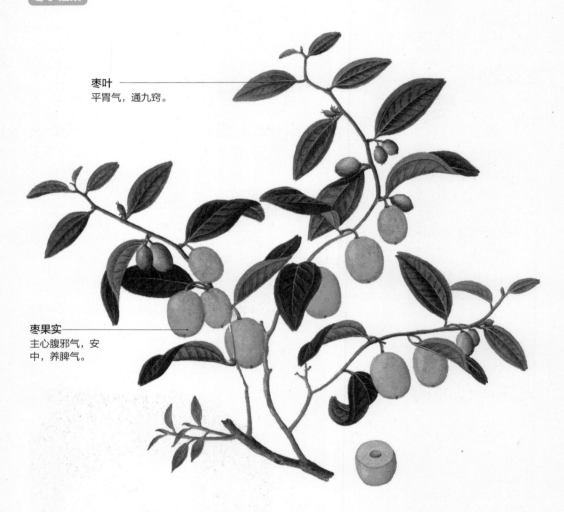

枣叶 ——
平胃气，通九窍。

枣果实 ——
主心腹邪气，安中，养脾气。

释名	棘、酸枣。
性味	味甘，性平，无毒。
有效成分	有机酸、生物碱、挥发油、氨基酸等。
临床应用	调和胃气，反胃吐食，妇女脏燥、悲伤欲哭，烦闷不眠，上气咳嗽。

医家评说

隋唐医学家孙思邈 多食生枣令人热渴膨胀，动脏腑，损脾元，助湿热。

《神农本草经》 主心腹邪气，安中，养脾气，平胃气，通九窍，助十二经，补少气、少津液、身体虚弱，疗大惊，四肢重，能调和百药。

《名医别录》 能补中益气，坚志强力，除烦闷，疗心下悬，除肠澼。

形态特征

单小枝成之字形弯曲。有长枝（枣头）和短枝（枣股），长枝，呈"之"字形曲折。叶长椭圆形状卵形，先端微尖或钝，基部歪斜。花小，黄绿色，8～9朵簇生于脱落性枝（枣吊）的叶腋，成聚伞花序。核果长椭圆形，呈暗红色。

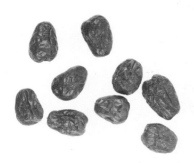

药理延伸

- 生枣多食令人寒热，凡体虚瘦弱的人不能吃。
- 晒干的大枣，味最良美，故宜入药。
- 润心肺，止咳，补五脏，治虚损，除肠胃澼气。和光粉烧，治疳痢。有齿病、蛔虫的人不宜吃大枣，小儿尤其不宜吃。枣忌与葱同食，否则令人五脏不和。枣与鱼同食，令人腰腹痛。
- 现在的人蒸枣大多用糖、蜜拌，这样长期食用最损脾，助湿热。另外，枣吃多了令人齿黄生虫。

成品选鉴

陆佃著的《埤雅》记载，大的为枣，小的为棘，棘也就是酸枣。枣的种类也有很多。华北地区都产枣，又以青州出产的最佳。晋州、绛州的枣虽然大，但没有青州的肉厚，江南的枣坚燥少脂。枣树的木心是红色的，枝上有刺。枣树四月生小叶，尖亮光泽，五月开小花，色白微青。枣树到处都有栽种，但只有青州所产的枣肥大甘美，用来入药最佳。

功效

补中益气，养血安神。

养生药膳

补气血+益肝肾+润肺生津

安神鸡汤

材料：
何首乌10克、茯神10克、百合10克、酸枣仁9克、红枣10颗、鸡腿1只、盐适量、米酒2大汤匙。

做法：
1. 鸡腿洗净剁成块，用开水烫过备用。酸枣仁用菜刀拍裂，将所有药材放入纱布袋中，加清水浸泡约20分钟。
2. 将所有材料放入锅中，以大火煮滚后，再以小火炖煮约40分钟，食用前加少许盐调味即可。

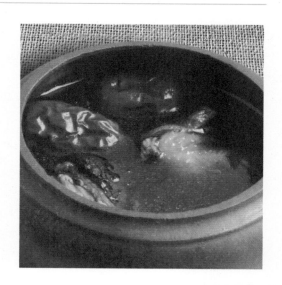

精选 益气
中药
草部/山草类

沙参

❀ 沙参色白，宜于沙地生长，故名。其根多白汁，乡人俗呼为羊婆奶。沙参无心味淡，《名医别录》载，一名苦心。又叫铃儿草，是因其花形而得名。

沙参小档案

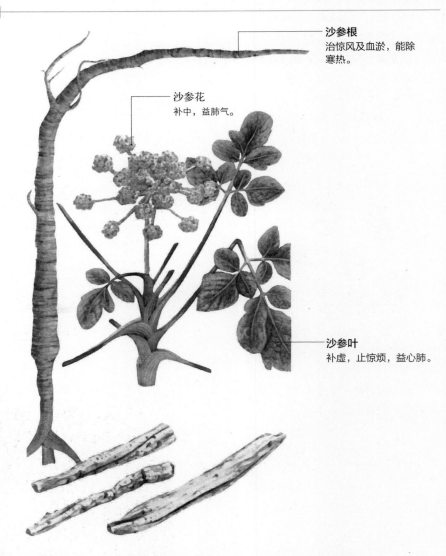

沙参根
治惊风及血淤，能除寒热。

沙参花
补中，益肺气。

沙参叶
补虚，止惊烦，益心肺。

释名	白参、知母、羊乳、羊婆奶、铃儿草、虎须、苦心、文希、识美、志取。
性味	味苦，性微寒，无毒。
有效成分	生物碱、淀粉、挥发油等。
临床应用	肺热咳嗽，妇女白带增多，惊风、血淤，心腹痛，热邪头痛，肌肤发热，久咳肺痿。

医家评说

南朝医学家陶弘景 沙参与人参、玄参、丹参、苦参组成五参，其形态不尽相同，而主治相似，故皆有参名。此外还有紫参，即牡蒙。

隋唐名医甄权 养肝气，宣五脏风气。

《日华子诸家本草》 补虚，止惊烦，益心肺。治一切恶疮疥癣及身痒，排脓，消肿毒。

成品选鉴

沙参二月长苗，叶像初生的小葵叶，呈团扁状，不光滑，八九月间抽茎，高一二尺。茎上的叶片，尖长像枸杞叶，但小而有细齿。秋季叶间开小紫花，长二三厘米，状如铃铎，五瓣，白色花蕊，也有开白色花的。所结的果实大如冬青实，中间有细子。霜降后苗枯萎。根生长在沙地上，长一尺多，大小在一虎口间。八九月间采摘的沙参，白而坚实，春季采摘则是微黄而空虚。不法药商也常将沙参当人参卖，以假乱真。但沙参体轻质松，味淡而短，由此可区别。

功效

养阴清肺，益胃生津。

形态特征

生长在沙地上，长一尺多，生于黄土地的则短而小，根和茎上都有白汁。

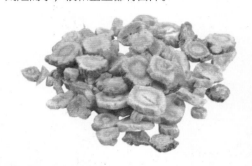

药理延伸

● 沙参味甘微苦，为厥阴经之药，又为脾经气分药。微苦补阴，甘则补阳，故有人取沙参代替人参。这是因人参性温，补五脏之阳；沙参性寒，补五脏之阴。虽说补五脏，仍须各用本脏药相佐。

● 人参甘苦性温，其体重实，专补脾胃元气，因而益肺与肾，故内伤元气的患者适宜使用。沙参甘淡而性寒，其体轻空虚，专补肺气，因而益脾与肾。人参、沙参二者一补阳而生阴，一补阴而制阳，不可不辨。

● 恶防己，反藜芦。

养生药膳

补中益气+健脾益肺+补血

党参桂圆膏

材料：
沙参125克、党参250克、桂圆肉120克、蜂蜜适量。

做法：

❶ 以适量水浸泡党参、沙参、桂圆肉，然后加热、熬熟。

❷ 每20分钟取煎液一次，加水再煮，共取煎液3次。最后需合并煎液，再以小火煎熬浓缩。至黏稠如膏时，加蜂蜜，煮沸停火。待冷却装瓶，平时服用。

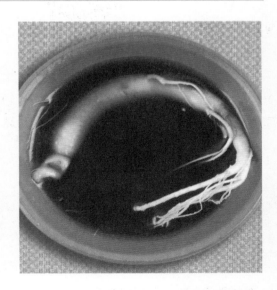

精选 益气
中药
草部/水果类

荸荠

✿ 荸荠又名乌芋，其根如芋而色乌，故得名。又因凫爱吃它，所以《尔雅》中称它为凫茈，后讹为凫茨，又讹为葧脐。三棱、地栗，是因其外形而得名。

荸荠小档案

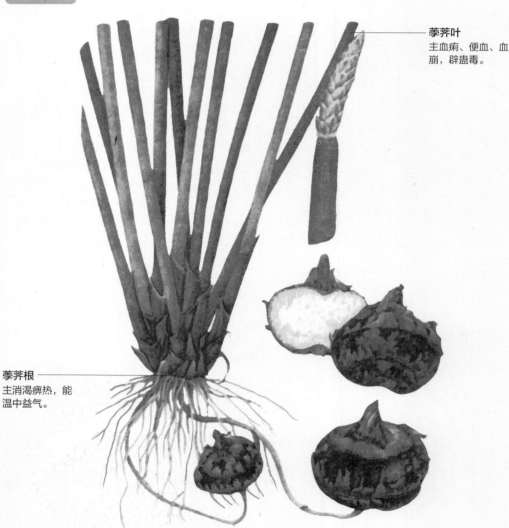

荸荠叶
主血痢、便血、血崩，辟蛊毒。

荸荠根
主消渴痹热，能温中益气。

释名	乌芋、凫茈、凫茨、黑三棱、芍、地栗。
性味	根：味甘，性微寒、滑，无毒。叶：味甘，性寒，无毒。
有效成分	蛋白质、脂肪、胡萝卜素、维生素B$_1$、维生素B$_2$、维生素C、铁、钙、淀粉等。
临床应用	咽喉肿痛，大便下痢，血崩。

医家评说

唐代医学家·孟诜 性冷。先有冷气的人不能吃，令人腹胀气满。

《名医别录》 消渴痹热，能温中益气。

《日华子诸家本草》 开胃消食。

北宋药物学家苏颂 作粉食，厚肠胃，能解毒。

形态特征

单用球茎繁殖。萌发后，先形成短缩茎，其顶芽和侧芽向上抽生的绿色叶状茎细长如管而直立。叶片退化成膜片状，着生于叶状茎基部及球茎上部。自母株短缩茎向四周抽生葡匐茎，尖端膨大为新的球茎。穗状花序，小花呈螺旋状贴生。

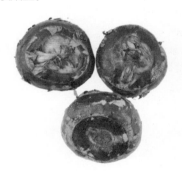

药理延伸

- 破积攻坚、止血、止痢、解毒、发痘、清色醒酒。
- 疗呃逆，消宿食，饭后宜食。治误吞铜物。
- 主血痢、便血、血崩，辟蛊毒。乌芋、慈姑是两种植物。慈姑有叶，根散生。乌芋有茎无叶，根往下生。两者不仅性味不同，主治也不同。
- 入足阳明经。消坚积，止消渴，疗黄疸。除胸中实热及五肿膈疾、误吞铜物。得烧酒浸，封贮，治赤白痢。配海蜇煮食，可治痞块虫积。

成品选鉴

荸荠生长在浅水田中。其苗三四月出土，一茎直上，没有枝叶，状如龙须。种在肥田里的，茎粗如葱、蒲，高二三尺。其根白嫩，秋后结果，大如山楂、栗子，而脐有聚毛，累累向下伸入泥中。野生的，色黑而小，食时多滓。栽种的，色紫而大，食时多汁。三月下种，霜后苗枯，冬春时掘收为果，生食、煮食都很好。荸荠、慈姑是两种不同的植物。慈姑有叶，根散生。荸荠有茎无叶，根下生。两者不仅性味不同，主治也不相同。

功效

凉血解毒，利尿通便，化湿祛痰，消食除胀。

养生药膳

温中健脾+益气+补血补肾

荸荠茄汁鸡丁

材料：

鸡胸脯肉200克，荸荠100克，料酒、淀粉、鸡蛋清、葱、姜、蒜、白糖、五香粉各适量，番茄酱2汤勺，盐少许。

做法：

1. 鸡胸肉切丁，加少许盐、料酒、蛋清、生粉抓匀，腌制10分钟，荸荠去皮切粒。
2. 倒入适量的油，三四成热时倒入腌好的鸡丁，滑熟，捞出。锅内留底油，下葱、姜、蒜末爆香，下荸荠粒炒匀，加糖、番茄酱、鸡丁、盐、五香粉翻炒，至汁黏稠时翻炒出锅即可。

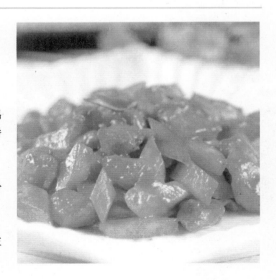

附录一 中药蔬果索引

艾叶（P36）

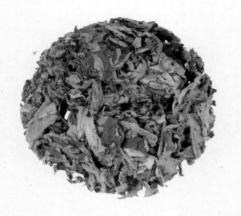

性味：味辛、性温，无毒。
主治：流行伤寒、温病头痛、带下、月
经不调、腹泻转筋、脾胃冷痛、
久痢。

白术（P62）

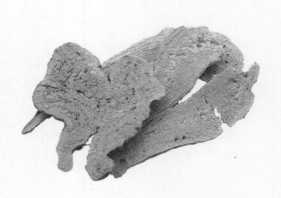

性味：味甘、苦，性温，无毒。
主治：胸膈烦闷、中风口噤、自汗不止、脾虚
泄泻、久泻肠滑、胎动不安。

贝母（P178）

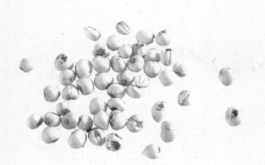

性味：味甘、辛，性微寒，无毒。
主治：小儿百日咳、孕妇咳嗽、乳汁不
通、吐血、鼻出血、小儿鹅口疮、
乳痈初起、花斑癣。

荸荠（P198）

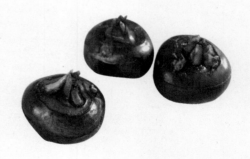

性味：味甘，性微寒、滑，无毒。
主治：咽喉肿痛、化痰明目、大便下痢、
血崩。

槟榔（P96）

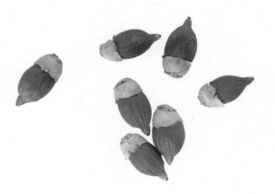

性味：味苦、辛，性温。
主治：肠道寄生虫病、食积气滞、泻痢后
重、水肿、脚气肿痛、疟疾。

菠菜（P126）

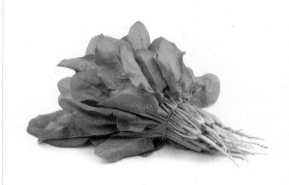

性味：（叶）味甘，性凉，无毒。
主治：胃肠不适、便秘、痛风、皮肤病、
各种神经疾病、贫血。

薄荷（P172）

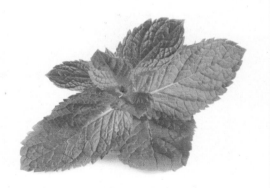

性味：味辛，性凉，无毒。
主治：风热感冒、头痛、目赤多泪、咽喉
肿痛、麻疹不透、风疹瘙痒、胸闷
胁痛。

草豆蔻（P54）

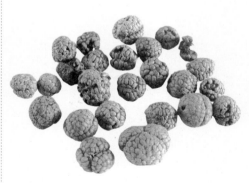

性味：味辛，性温，无毒。
主治：脾胃寒湿、心腹痛、呕吐、泻痢、
口臭。

柴胡（P186）

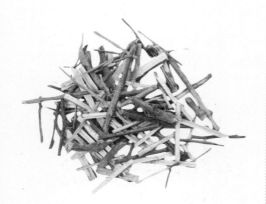

性味：味苦，性微寒，无毒。
主治：高烧、疟疾、胸满肋痛、子宫脱垂、月经不调、脱肛、头痛。

车前子（P110）

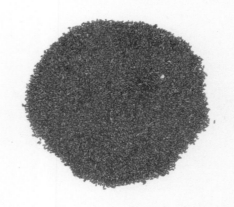

性味：味甘，性微寒，无毒。
主治：小便不通、带下、尿血、白内障、泻痢、肾炎。

茺蔚（P42）

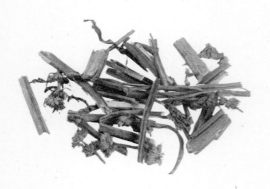

性味：味辛、苦，性寒，无毒。
主治：产妇诸疾、内伤淤血、带下赤白、赤白杂痢、新生儿疥疮。

葱（P84）

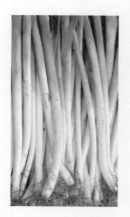

性味：味辛，性平，无毒。
主治：风寒感冒、伤寒头痛、霍乱烦躁、坐卧不安、小便闭胀、阴囊肿痛。

大豆（P82）

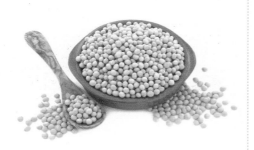

性味：味甘，性平，无毒。
主治：热毒攻眼、眼睑浮肿、身体浮肿、
下痢不止，解巴豆毒。

大蒜（P86）

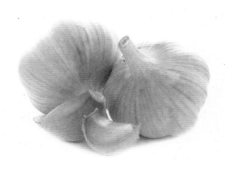

性味：味辛，性温，无毒。
主治：水气肿满、突然泻痢、肠毒下血、
妇人阴肿作痒、食蟹中毒。

当归（P138）

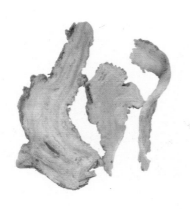

性味：味甘、辛，性温，无毒。
主治：血虚萎黄、心悸失眠、月经不调、
经闭、痛经、虚寒性腹痛、痈疽疮
疡、风寒痹痛、血虚肠燥便秘。

灯心草（P122）

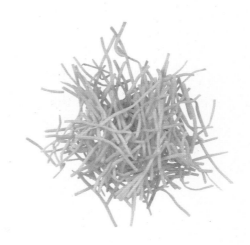

性味：味甘，性寒，无毒。
主治：淋病、小便不利、尿少涩痛、湿热
黄疸、心烦失眠、小儿夜啼、口舌
生疮、创伤。

番红花（P142）

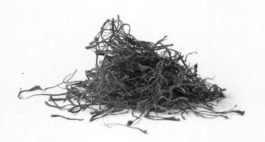

性味：味甘，性微寒，无毒。
主治：血滞经闭、痛经、产后淤滞腹痛、跌打损伤、回乳、淤阻头痛、斑疹火热。

防风（P40）

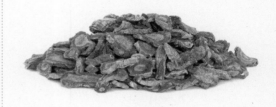

性味：味甘，性温，无毒。
主治：自汗不止、盗汗、风湿痹痛、头痛、风疹瘙痒、破伤风。

甘草（P52）

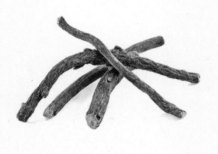

性味：味甜，性平，无毒。
主治：伤寒咽痛、肺热喉痛、小儿干瘦、尿中带血。

橄榄（P94）

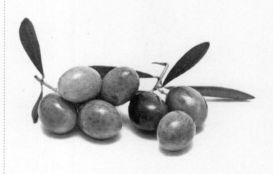

性味：味酸、甘，性温，无毒。
主治：唇裂生疮。

海带（P116）

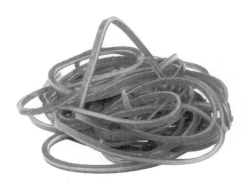

性味：味咸，性寒，无毒。
主治：瘿瘤、瘰疬、疝气下坠、咳喘、水
　　　肿、高血压、冠心病、肥胖病。

胡椒（P100）

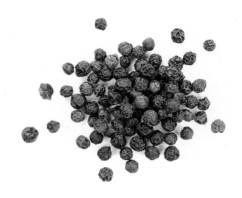

性味：味辛，性大温，无毒。
主治：心腹冷痛、伤寒咳逆、砂石淋痛。

黄瓜（P88）

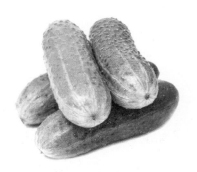

性味：味甘，性寒，无毒。
主治：热病烦渴、咽喉肿痛、眼睛红肿、
　　　水火烫伤。

黄精（P44）

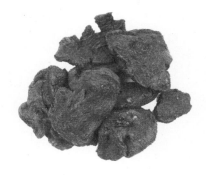

性味：味甘，性平，无毒。
主治：脾胃虚弱、体倦乏力。

黄连（P160）

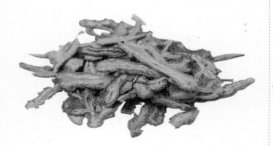

性味：味苦，性寒，无毒。

主治：高热心烦、目赤牙痛、痈肿疔疮、血热吐衄、赤白痢疾、湿疹、湿疮、耳道流脓。

黄芪（P192）

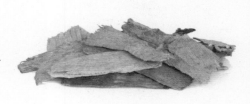

性味：味甘，性寒，无毒。

主治：小便不通、小便浑浊、老年人便秘、肠风泄血、尿血石淋、咳脓咳血、甲疽。

黄芩（P180）

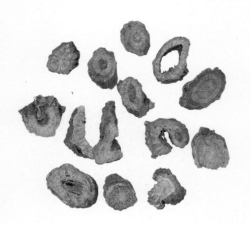

性味：味苦，性寒，无毒。

主治：暑湿、胸闷呕吐、黄疸、肺热咳嗽、高热烦渴、血热吐衄、痈肿疮毒、胎动不安。

藿香（P68）

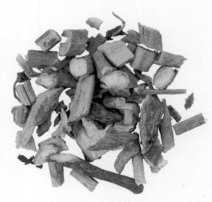

性味：味辛，性微温，无毒。

主治：霍乱吐泻、暑天吐泻、胎动不安、呕吐酸水、口臭、疮痈溃烂。

桔梗（P184）

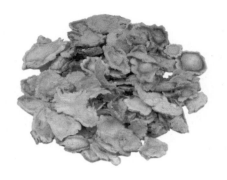

性味：味辛、苦，性平，无毒。
主治：感冒咳嗽、咽喉痛、肺炎、蛀牙肿
痛、牙疳臭烂、痢疾腹痛。

菊花（P70）

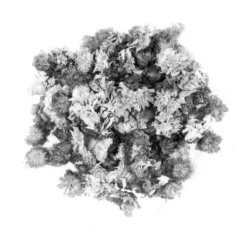

性味：味苦，性平，无毒。
主治：风热感冒、头痛、目赤昏花、膝风
疼痛、疮痈肿毒。

决明子（P34）

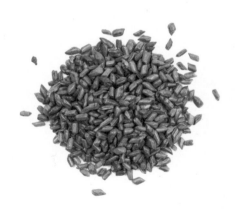

性味：味咸，性微寒，无毒。
主治：目赤肿痛、视物昏花、头风热痛、
眩晕、高血压、肠燥便秘。

梨（P92）

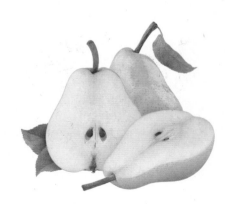

性味：味甘、微酸，性寒，无毒。
主治：咳嗽、暗风失音。

荔枝（P152）

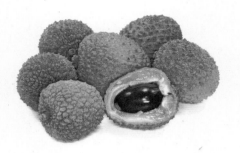

性味：味甘、酸，性温，无毒。
主治：体质虚弱、病后津液不足、贫血、脾虚腹泻、老年人五更泻、胃寒疼痛、口臭。

栗（P90）

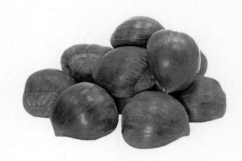

性味：味咸、性温，无毒。
主治：脾胃虚弱、反胃、消瘦乏力、泄泻。

菱角（P134）

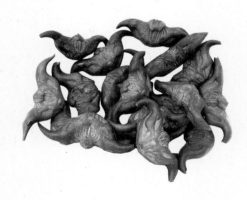

性味：味甘，性平，无毒。
主治：中暑、伤寒积热、消渴、酒毒。

麦门冬（P66）

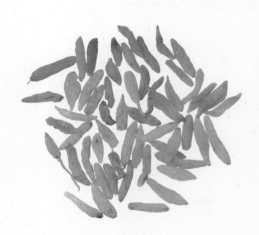

性味：味甘，性平，无毒。
主治：消渴饮水、吐血、鼻血、齿缝出血、咽喉生疮、下痢口渴。

茉莉（P64）

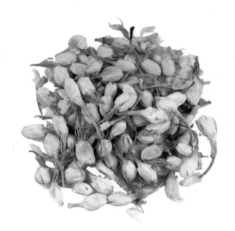

性味：味辛，性热，无毒。
主治：皮肤干燥、下痢腹痛、精神不振。

牛蒡子（P46）

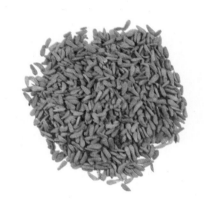

性味：味辛、苦，性寒，无毒。
主治：风热感冒、风疹瘙痒、痈肿疮毒、
　　　丹毒、痄腮、喉痹。

牛膝（P140）

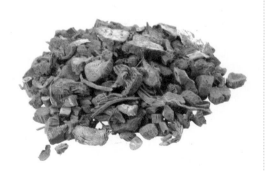

性味：味苦、甘、酸，性平，无毒。
主治：淤血阻滞经闭、痛经、胞衣不下、
　　　跌打伤痛、腰膝酸软、下肢痿软、淋
　　　证、水肿、小便不利、头痛眩晕、牙
　　　痛、口舌生疮、吐血、鼻出血。

蒲公英（P174）

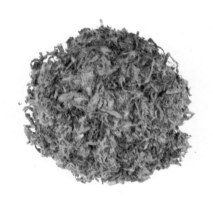

性味：味甘，性寒，无毒。
主治：痈肿疔毒、乳痈红肿、湿热黄疸、
　　　目赤肿痛。

葡萄（P132）

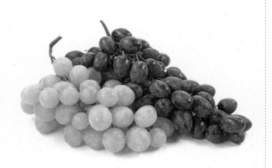

性味：味甘，性平，无毒。
主治：风湿、小便不利、神经衰弱、贫血症、筋骨湿痹。

茄子（P164）

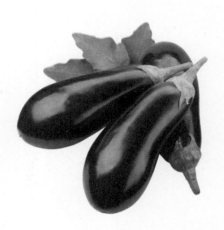

性味：味甘，性寒，无毒。
主治：热毒痈疮、皮肤溃疡、口舌生疮、痔疮下血、便血、衄血、冻疮、高血压、高脂血症、胃癌。

秦艽（P166）

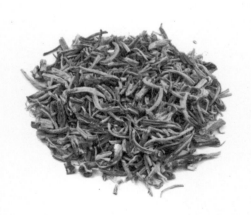

性味：味苦、辛，性平，无毒。
主治：风湿痹痛、筋脉拘挛、骨节酸痛、午后潮热、小儿疳积发热。

人参（P38）

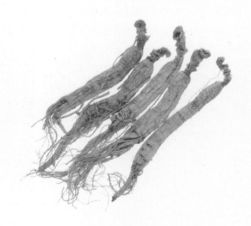

性味：味甘，性微寒，无毒。
主治：胸闷心痛、脾胃气虚、开胃化痰、霍乱吐泻、烦躁不止、产后便秘、肺虚久咳、小儿惊痫、虚证。

肉苁蓉（P106）

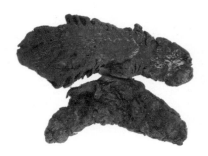

性味：味甘，性微温，无毒。
主治：阳痿、不孕症、带下、崩漏、腰膝冷痛、血枯便秘。

肉豆蔻（P58）

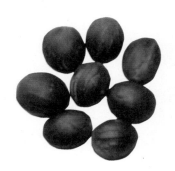

性味：味辛，性温，无毒。
主治：霍乱吐痢、久泻不止、老人虚泻、小儿泄泻、冷痢腹痛。

熟地黄（P144）

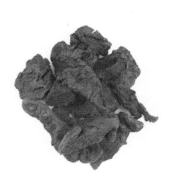

性味：味甘，性微温，无毒。
主治：眩晕、心悸、失眠、月经不调、崩漏、腰膝酸软、遗精、盗汗、耳鸣、消渴。

桑叶（P74）

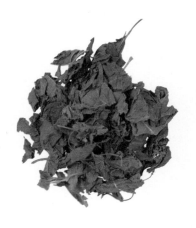

性味：味甘、苦，性寒，无毒。
主治：风热感冒、肺热咳嗽、燥热咳嗽、眩晕、目赤昏花、咳血。

沙参（P196）

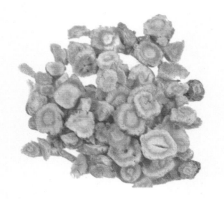

性味：味苦，性微寒，无毒。
主治：肺热咳嗽、女性白带增多、惊风、血淤、热邪头痛。

山楂（P154）

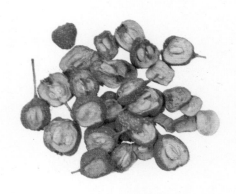

性味：味酸、甘，性微温，无毒。
主治：饮食积滞、泻痢腹痛、疝气痛、淤阻胸腹痛、痛经、冠心病、高血压、高脂血症、细菌性痢疾。

芍药（P56）

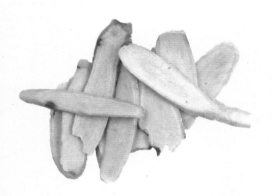

性味：味苦，性平，无毒。
主治：腹中虚痛、脚气肿痛、消渴引饮、鼻血不止、崩中下血、月经不停、血崩带下。

生姜（P188）

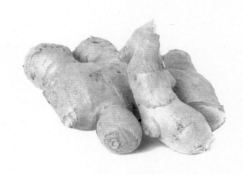

性味：味辛，性温，无毒。
主治：风寒感冒、呕吐、痰满喘咳，解半夏、天南星毒。

石榴（P128）

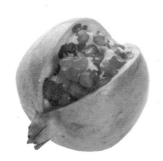

性味：味甘、酸、涩，性温，根皮有毒。
主治：赤白痢下、腹痛、食不消化、久泻、肠滑久痢。

丝瓜（P150）

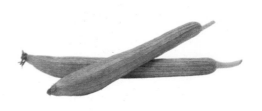

性味：味甘，性平，无毒。
主治：坏血病、鼻窦炎、咽炎、哮喘、咳嗽、风寒咳嗽、乳汁不足。

桃（P124）

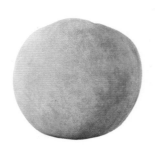

性味：味苦、甘，性平，无毒。
主治：经闭、风湿痛、气喘、便秘、淤血痛、跌打损伤。

豌豆（P114）

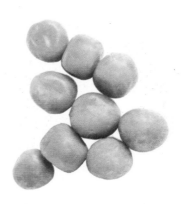

性味：味甘，性平，无毒。
主治：乳汁不通、脾胃不适、便秘、脱肛、慢性腹泻、子宫脱垂等。

细辛（P168）

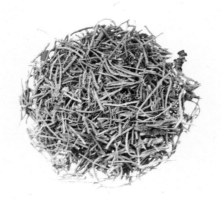

性味：味辛，性温，无毒。
主治：风寒感冒、头痛、牙痛、风湿痹痛、肺寒咳喘。

杏仁（P170）

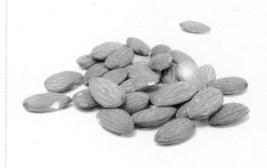

性味：味苦，性微温，有小毒。
主治：咳嗽气喘、咽喉肿痛、支气管炎、肠燥便秘。

香附（P60）

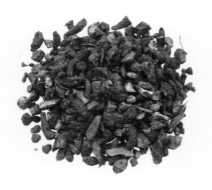

性味：味甘，性微寒，无毒。
主治：头痛、头目昏眩、胸腹胀满、痰逆恶心、疝气胀痛、赤白带下、牙痛。

香瓜（P130）

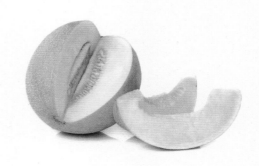

性味：味甘、性寒、无毒。
主治：夏季中暑、饮食内伤、身体发热、口鼻生疮。

杏（P170）

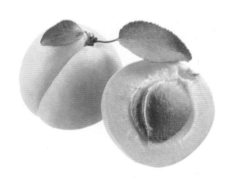

性味：味酸，性温。

主治：肺病、咳嗽、水肿、便秘、心脏病、癌症。

小麦（P78）

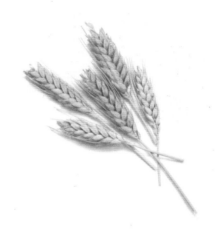

性味：味辛，性寒，无毒。

主治：身热腹满、颈部长瘤、烧伤、烫伤、咽喉肿痛、乳痈不消、刀伤出血。

椰子（P98）

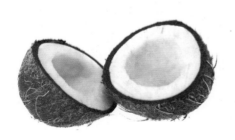

性味：味甘，性平，无毒。

主治：心脏病水肿、口干烦渴、体癣、脚癣、杨梅疮。

薏苡（P80）

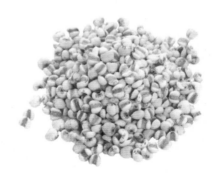

性味：味甘，性微寒，无毒。

主治：风湿身疼、水肿喘急、肺萎而咳吐脓血、痈疽不溃。

远志（P182）

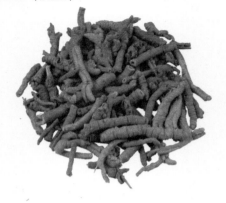

性味：味苦，性温，无毒。
主治：惊风、健忘、梦遗、失眠、咳嗽多痰。

枣（P194）

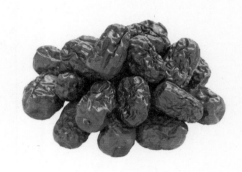

性味：味甘，性平，无毒。
主治：反胃吐食、妇女脏躁、烦闷不眠、上气咳嗽。

泽泻（P112）

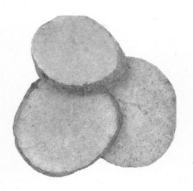

性味：味甘，性寒，无毒。
主治：水湿肿胀、暑天吐泻、头晕、口渴、小便不利、带下、淋病、脚气。

芝麻（P118）

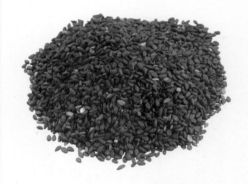

性味：味甘，性平，无毒。
主治：腰腿疼痛、疔肿恶疮、汤火烧灼、痈疮不合、冬天唇裂、眉毛不生、小儿哮喘。

知母（P72）

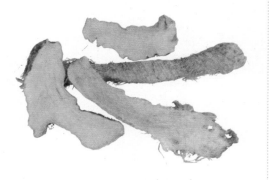

性味：味苦，性寒，无毒。
主治：热病烦渴、骨蒸潮热、盗汗、消
　　　渴证、肠燥便秘。

紫草（P162）

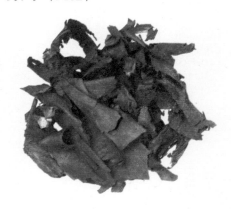

性味：味苦，性寒，无毒。
主治：热病斑疹、黄疸、吐血、尿血、
　　　小儿胎毒、恶虫咬伤、阴道炎、
　　　乳癌（辅助治疗）。

紫苏（P108）

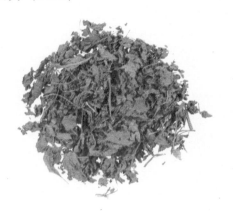

性味：味辛，性温，无毒。
主治：风寒感冒、咳嗽气喘、胸闷呕
　　　吐、鼻炎、慢性气管炎、食蟹
　　　中毒。

艾

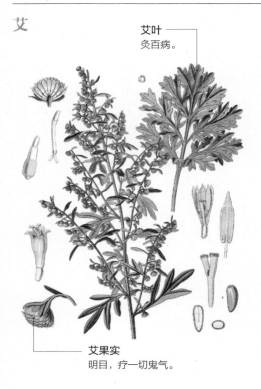

艾叶
灸百病。

艾果实
明目，疗一切鬼气。

人参

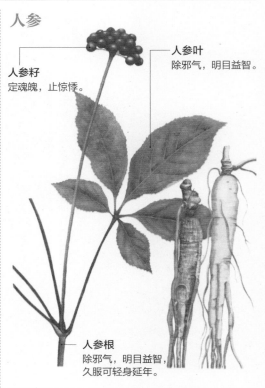

人参籽
定魂魄，止惊悸。

人参叶
除邪气，明目益智。

人参根
除邪气，明目益智，
久服可轻身延年。

茺蔚

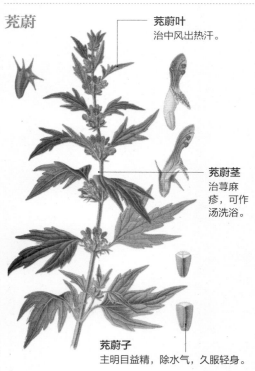

茺蔚叶
治中风出热汗。

茺蔚茎
治荨麻
疹，可作
汤洗浴。

茺蔚子
主明目益精，除水气，久服轻身。

地榆

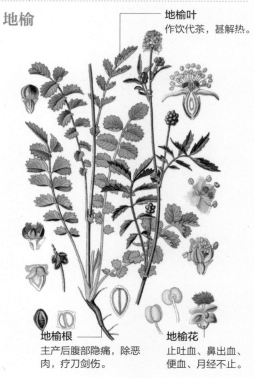

地榆叶
作饮代茶，甚解热。

地榆根
主产后腹部隐痛，除恶
肉，疗刀剑伤。

地榆花
止吐血、鼻出血、
便血、月经不止。

甘草

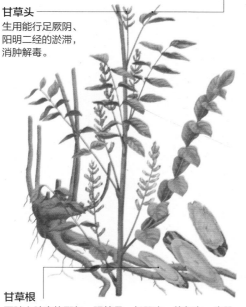

甘草梢
生用治胸中积热

甘草头
生用能行足厥阴、阳明二经的淤滞，消肿解毒。

甘草根
五脏六腑寒热邪气，强筋骨，长肌肉，倍气力。生肌，解毒，疗金疮痈肿。

芍药

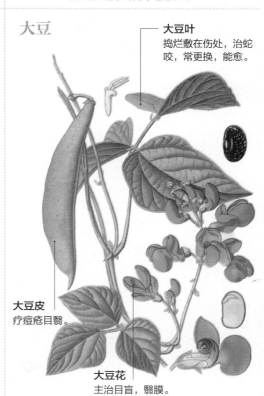

芍药叶
主邪气腹痛，除血痹，破坚积。

芍药花
可通利血脉，缓中，散淤血。

香附

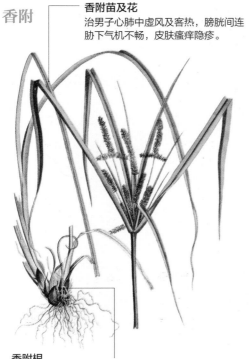

香附苗及花
治男子心肺中虚风及客热，膀胱间连胁下气机不畅，皮肤瘙痒隐疹。

香附根
除胸中热，濡润肌肤，益气，长须眉。

大豆

大豆叶
捣烂敷在伤处，治蛇咬，常更换，能愈。

大豆皮
疗痘疮目翳。

大豆花
主治目盲，翳膜。

车前

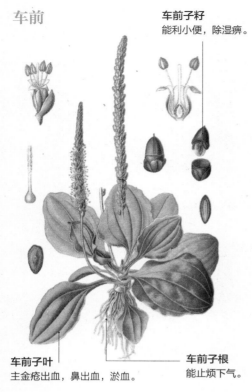

车前子籽
能利小便，除湿痹。

车前子叶
主金疮出血，鼻出血，淤血。

车前子根
能止烦下气。

泽泻

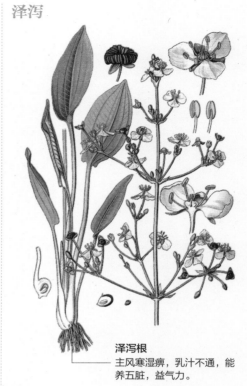

泽泻根
主风寒湿痹，乳汁不通，能养五脏，益气力。

海带

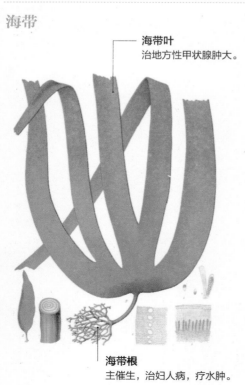

海带叶
治地方性甲状腺肿大。

海带根
主催生，治妇人病，疗水肿。

灯心草

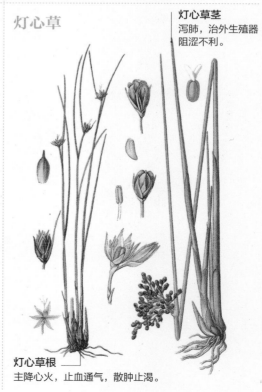

灯心草茎
泻肺，治外生殖器阻涩不利。

灯心草根
主降心火，止血通气，散肿止渴。

牛膝

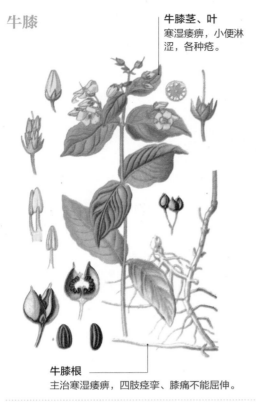

牛膝茎、叶
寒湿痿痹，小便淋涩，各种疮。

牛膝根
主治寒湿痿痹，四肢痉挛、膝痛不能屈伸。

番红花

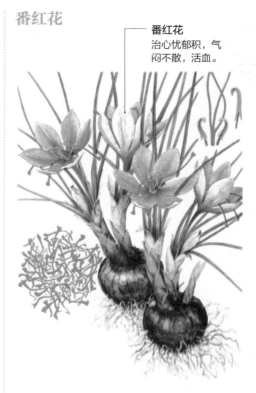

番红花
治心忧郁积，气闷不散，活血。

地黄

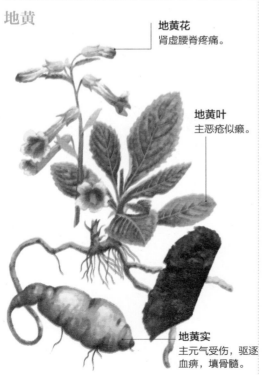

地黄花
肾虚腰脊疼痛。

地黄叶
主恶疮似癞。

地黄实
主元气受伤，驱逐血痹，填骨髓。

荔枝

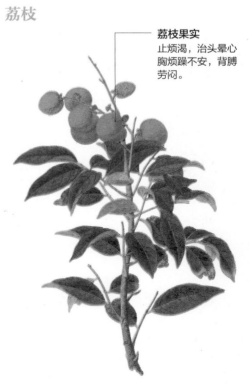

荔枝果实
止烦渴，治头晕心胸烦躁不安，背膊劳闷。

黄连

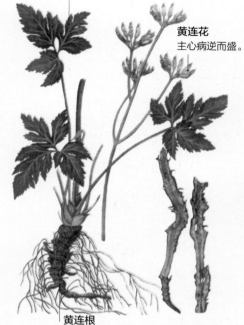

黄连叶
治五劳七伤，能益气，止心腹痛。

黄连花
主心病逆而盛。

黄连根
主热气，治目痛眦伤流泪，能明目。

茄子

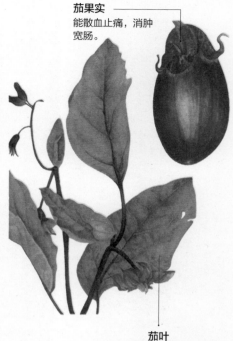

茄果实
能散血止痛，消肿宽肠。

茄叶
主寒热，五脏劳损。

细辛

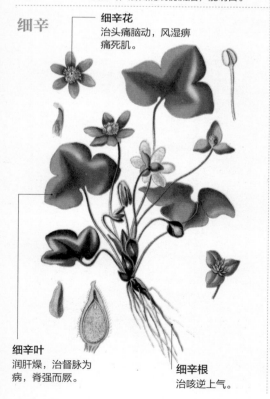

细辛花
治头痛脑动，风湿痹痛死肌。

细辛叶
润肝燥，治督脉为病，脊强而厥。

细辛根
治咳逆上气。

薄荷

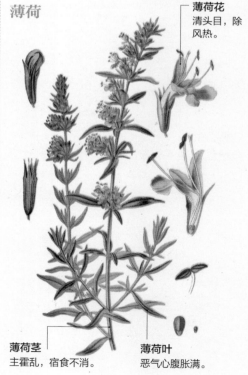

薄荷花
清头目，除风热。

薄荷茎
主霍乱，宿食不消。

薄荷叶
恶气心腹胀满。

贝母

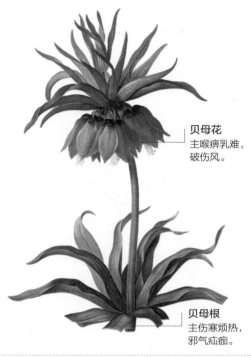

贝母花
主喉痹乳难，
破伤风。

贝母根
主伤寒烦热，
邪气疝瘕。

远志

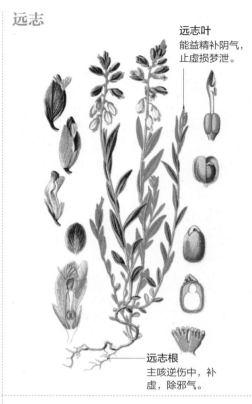

远志叶
能益精补阴气，
止虚损梦泄。

远志根
主咳逆伤中，补
虚，除邪气。

桔梗

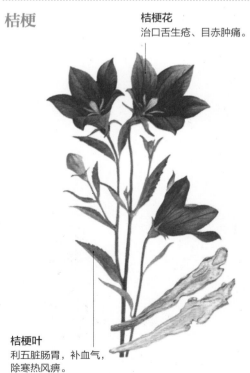

桔梗花
治口舌生疮、目赤肿痛。

桔梗叶
利五脏肠胃，补血气，
除寒热风痹。

生姜

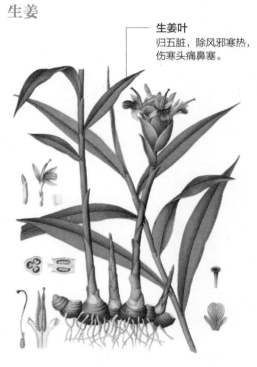

生姜叶
归五脏，除风邪寒热，
伤寒头痛鼻塞。

黄芪

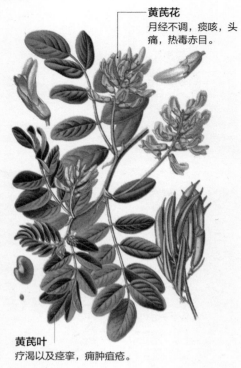

黄芪花
月经不调，痰咳，头痛，热毒赤目。

黄芪叶
疗渴以及痉挛，痈肿疽疮。

枣

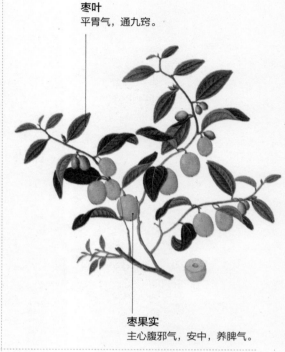

枣叶
平胃气，通九窍。

枣果实
主心腹邪气，安中，养脾气。

沙参

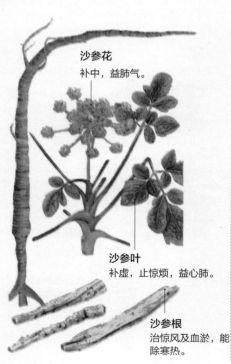

沙参花
补中，益肺气。

沙参叶
补虚，止惊烦，益心肺。

沙参根
治惊风及血淤，能除寒热。

荸荠

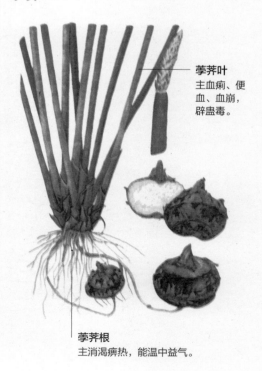

荸荠叶
主血痢、便血、血崩，辟蛊毒。

荸荠根
主消渴痹热，能温中益气。

附录三 中药蔬果养生食谱

调理气血+增强记忆

艾叶煮鸡蛋

材料：

艾叶10克、鸡蛋2个。

做法：

❶ 将艾叶加水熬煮至出色。

❷ 加入鸡蛋一起炖煮。

❸ 待鸡蛋壳变色即可食用。

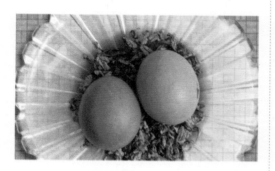

滋养美容+生津清热

槟榔炖豆腐

材料：

嫩豆腐500克，木耳30克，笋片30克，槟榔3克，葱、蒜、姜末少许，酱油、盐、味精、料酒、鲜汤、猪油、花椒油。

做法：

❶ 将豆腐切成小方块，在开水锅内浸透，捞出备用。木耳洗净，笋片切成雪花片，备用。

❷ 锅内放入猪油至热，将豆腐和配菜下锅，加入槟榔、葱、蒜、酱油、盐、味精、料酒和鲜汤炖熟，勾芡、浇些花椒油后，盛在盘内即可。

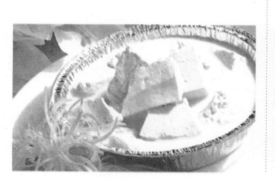

祛风通窍+止痛散寒+消肿

白芷细辛粥

材料：

白芷5克、细辛3克、粳米100克、白糖10克。

做法：

将细辛择净，放入锅中，加清水适量，浸泡5~10分钟后，水煎取汁，加粳米煮成粥状。将白芷研成细末，和白糖一起放入粥中，调匀即可。

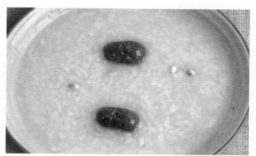

滋补肝肾+固精缩尿

地榆烩鳝鱼

材料：

地榆12克，菟丝子12克，鳝鱼250克，肉250克，竹笋10克，黄瓜10克，木耳3克，酱油、味精、盐、水淀粉、米酒、胡椒粉、姜末、蒜末、香油、白糖各适量，蛋清1个，高汤少许。

做法：

❶ 将菟丝子、地榆煎两次，过滤取汁；鳝鱼肉切成片，加水、水淀粉、蛋清、盐煨好。

❷ 将鳝鱼片放入碗内，放温油中划开，待鱼片泛起，将鱼捞起，再放入所有材料调味即可。

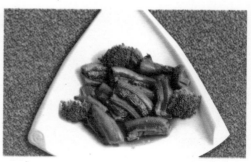

温中健脾+益气+补血补肾

荸荠茄汁鸡丁

材料：

鸡胸脯肉200克，荸荠100克，料酒、淀粉、鸡蛋清、葱、姜、蒜、白糖、五香粉适量，番茄酱2汤勺，食盐少许。

做法：

❶ 鸡胸肉切丁，加少许盐、料酒、蛋清、生粉抓匀，腌制10分钟，荸荠去皮切粒。

❷ 倒入锅中适量的油，三四成热时倒入腌好的鸡丁，滑熟，捞出控油。锅内留底油，下葱姜蒜末爆香，下荸荠粒炒匀，加糖、番茄酱、鸡丁、盐、五香粉、水翻炒，至汁黏稠时翻炒出锅即可。

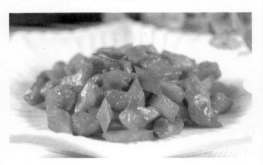

清热泻火+补肾养血

薄荷拌核桃

材料：

薄荷300克、核桃400克、红辣椒1个、白糖适量。

做法：

❶ 水锅置上烧沸，熄火，放入核桃仁浸泡10分钟，用牙签剔去皮膜。

❷ 薄荷择洗干净，沥干装盘，撒上白糖。

❸ 辣椒去籽去蒂洗净切丝，用糖腌至入味，与核桃仁一起放入薄荷上即可。

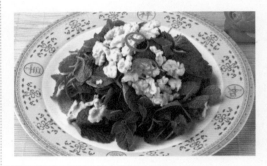

益气+利尿消积+增强脑力

补脑益智家常面

材料：

牛蒡、胡萝卜、小白菜各100克，黑香菇、芹菜各75克、茯苓10克、栀子5克，家常面90克，猪里脊薄片60克。

做法：

❶ 全部材料洗净、切块备用。

❷ 将胡萝卜、香菇、芹菜、茯苓、栀子、牛蒡等放入锅中，以大火煮沸，再转小火续煮30分钟，即成药膳高汤。

❸ 高汤入锅，加入小白菜和猪里脊薄片（事先腌渍过），家常面入滚水煮熟取出即可。

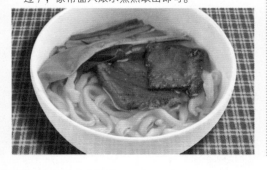

养阴润肺+清热+化痰止咳

川贝酿水梨

材料：

川贝母10克、银耳适量、新鲜水梨1个。

做法：

❶ 将银耳泡软，去蒂，切成细块。水梨从蒂柄上端平切，挖除中间的籽核。

❷ 将川贝母、银耳置入梨心，并加满清水，置于碗盅里移入电饭锅内，外锅加1杯水，蒸熟即可吃梨肉、饮汁。

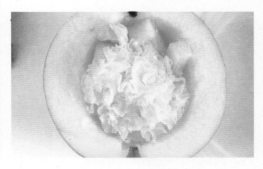

车前草猪肚汤

材料：

鲜车前草150克、薏仁30克、杏仁10克、红枣3颗、猪肚2副、猪瘦肉250克、盐5克，花生油、淀粉各适量。

做法：

❶ 猪肚用花生油、淀粉反复搓揉，除去黏液和异味，洗净，稍氽烫后，取出切块。

❷ 鲜车前草、薏仁、红枣等分别洗净。

❸ 将适量清水放入瓦煲内，煮沸后加入所有材料，大火烧开后转小火煲熟。

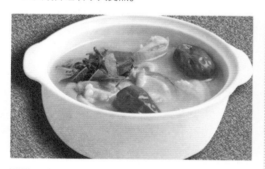

丹参红桃乌鸡汤

材料：

桃仁5克、丹参15克、红枣10颗、红花25克、乌骨鸡腿1只、盐适量。

做法：

❶ 将红花、桃仁装在纱布袋内，扎紧。鸡腿洗净剁块、氽烫、捞起，红枣、丹参冲净。

❷ 将所有材料盛入煮锅，加适量的水煮沸后转小火炖约20分钟，待鸡肉熟烂加盐调味即成。

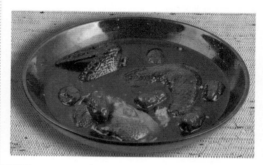

党参桂圆膏

材料：

沙参125克、党参250克、桂圆肉120克、蜂蜜适量。

做法：

❶ 以适量水浸泡党参、沙参、桂圆肉，然后加热、熬熟。

❷ 每20分钟取煎液一次，加水再煮，共取煎液3次，最后需合并煎液，再以小火煎熬浓缩。至黏稠如膏时，加蜂蜜，煮沸停火，待冷却装瓶，平时服用。

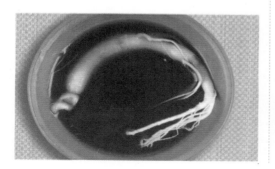

地黄乌鸡汤

材料：

生地黄10克、红枣10个、乌骨鸡1只、猪肉100克、姜20克、葱和盐各5克、味精3克、料酒5毫升、高汤500毫升。

做法：

❶ 将生地黄浸泡5小时后取出切成薄片，红枣洗净沥干水分，猪肉切片。乌骨鸡去内脏及爪尖，切成小块，用热水氽烫去除血水。

❷ 将高汤倒入净锅中，放入乌鸡块、猪肉片、地黄片、红枣、姜，烧开后加入盐、料酒、味精、葱调味即可。

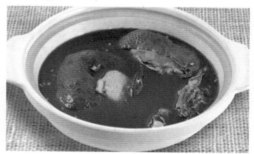

核桃鱼头汤

材料：

桂圆肉25克、鱼头1个（约500克）、豆腐250克、米酒15毫升、姜10克、葱15克、胡椒粉3克、鸡油3毫升、味精3克、核桃仁30克。

做法：

❶ 将桂圆肉、核桃仁洗净；鱼头洗净；豆腐切成3厘米宽、5厘米长的块状。

❷ 将鱼头、桂圆肉、核桃仁、姜、葱、豆腐、米酒同放入炖锅中，炖煮30分钟，再加入盐、味精、鸡油、胡椒粉即成。

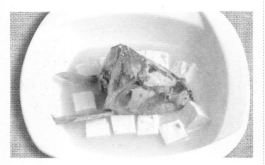

豆角烧茄子

材料：

豆角200克、茄子300克，红辣椒、盐、鸡精、大蒜、酱油适量。

做法：

❶ 茄子洗净切条浸泡在盐水中，豆角择洗干净切段，红辣椒去籽去蒂并洗净切丝。水锅烧热，放入豆角焯熟，捞出过一下凉水，沥干备用。

❷ 油锅烧热，放入茄条煎炸至变色、炒软，放入豆角、大蒜翻炒，加入盐、鸡精、酱油及辣椒丝，炒熟即可。

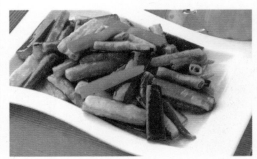

防风甘草鱼汤

材料：

防风5克、甘草5克、白术10克、红枣3颗、黄芪9克、虱目鱼肚1片、芹菜少许，盐、味精、淀粉适量。

做法：

❶ 将虱目鱼肚洗净，切成薄片，放少许淀粉，轻轻搅拌均匀，腌渍20分钟，备用。

❷ 药材洗净、沥干，备用。锅置火上，加入清水，将药材与虱目鱼肚一起煮，用大火煮沸，再转入小火续熬至味出时，放适量盐、味精调味，起锅前加入适量芹菜即可。

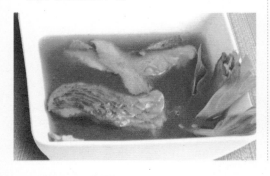

橄榄油黄瓜沙拉

材料：

橄榄油2大匙、小黄瓜100克、百合20克、黄豆20克、葡萄柚汁30毫升、蜂蜜适量、金银花10克、连翘10克。

做法：

❶ 金银花、连翘放入纱布袋，置入锅中以小火煮沸，约1分钟后关火，滤取药汁备用。

❷ 黄瓜洗净，刨出片状；百合、黄豆用水烫熟，加橄榄油拌匀。

❸ 将药汁与葡萄柚汁均匀淋在主料上面，即可食用。

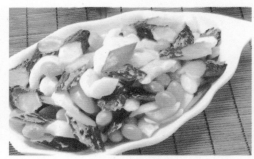

枸杞炒丝瓜

材料：

丝瓜500克、枸杞子5克、盐1小匙。

做法：

1. 丝瓜削皮洗净，切成块。枸杞子洗净，然后以清水浸泡30分钟，将水沥干，备用。

2. 锅置火上，炒锅加油烧热，以大火炒丝瓜至七八分熟时，转小火，放入泡好的枸杞子加盐调味，翻炒至匀，待瓜熟时即可起锅。

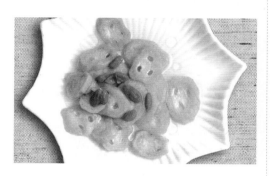

枸杞菊花粥

材料：

大米100克、白糖适量、菊花5克、枸杞20克。

做法：

1. 枸杞、大米分别洗净、泡发，装碗备用。

2. 将砂锅洗净，加适量清水，把备好的枸杞、大米放入砂锅内，再上火煮粥，煮粥时先用大火煮开，再转入小火慢熬。

3. 待大米开花、枸杞煮烂，即粥煮稠时熄火，再放入洗净的菊花，加盖焖5分钟后，放入适量白糖，搅拌均匀即成。

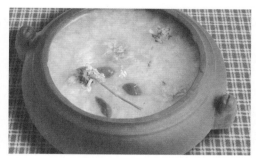

海马虾仁童子鸡

材料：

虾仁15克，童子鸡1只，米酒、葱段、大蒜、味精、盐、生姜、水淀粉、清汤各适量，海马10克。

做法：

1. 将童子鸡处理干净，洗去血水，然后放入沸水中氽烫煮熟，剁成小块备用。将海马、虾仁用温水洗净，泡10分钟，放在鸡肉上。

2. 加入葱段、生姜、蒜及鸡汤适量，上笼蒸烂，把鸡肉扣入碗中，加入调味料后，再淋上水淀粉勾芡即成。

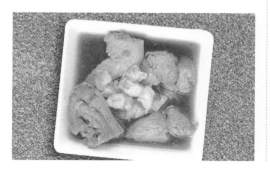

黄精蒸土鸡

材料：

黄精、党参、山药各30克，土鸡1只（重约1000克），姜、川椒、葱、盐、味精各适量。

做法：

1. 将土鸡洗净剁成1寸见方的小块，放入沸水中烫3分钟。

2. 将土鸡装入汽锅内，加入葱、姜、盐、川椒、味精，再加入黄精、党参、山药盖好汽锅，放入蒸锅蒸3小时即成。

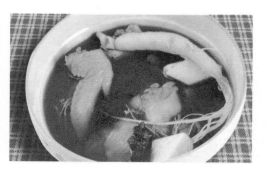

益气补血＋壮阳

黄芪甘草鱼汤

材料：

虱目鱼肚1片，盐、味精、淀粉适量，防风5克、甘草5克、白术10克、红枣3颗、黄芪9克。

做法：

❶ 将虱目鱼肚洗净，切成薄片，放少许淀粉，轻轻搅拌均匀，腌渍20分钟，备用。药材洗净、沥干，备用。

❷ 锅置火上，倒入清水，将药材与虱目鱼肚一起煮，用大火煮沸，再转入小火续熬至味出时，放适量盐、味精调味即可。

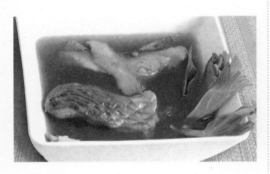

活血利尿＋滋润皮肤

黑豆猪皮汤

材料：

王不留行10克，黑豆50克、红枣10颗（去核），猪皮200克，盐、鸡精各适量。

做法：

❶ 猪皮刮干净，或者用火炙烤去毛，入沸水氽烫，待冷却之后切块。

❷ 王不留行、黑豆和红枣分别用清水洗净，泡发半小时，放入砂煲里，加适量水煲至豆烂，再加猪皮煲半小时，直到猪皮软化。

❸ 加入适量盐、鸡精，用勺子搅拌均匀，即可熄火盛盘。

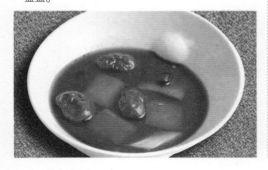

补气养血＋补肝明目＋补肾益精

黑豆苁蓉汤

材料：

肉苁蓉10克，黑豆250克，贻贝200克，生姜片少许，盐适量。

做法：

❶ 铁锅不加油，将黑豆炒至裂开，用清水洗去浮渣，晾干。

❷ 用清水洗净肉苁蓉、贻贝，生姜切片备用。

❸ 在煲锅内放入适量的清水，将姜片投入其中，开大火煮沸。放入黑豆、肉苁蓉、贻贝，用中火煲煮3个小时，起锅前加入少许的盐调味即可。

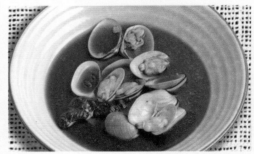

养肝明目＋通便＋益肾

菊花决明子茶

材料：

决明子15克、红枣15颗、黑糖10克、菊花10克。

做法：

❶ 红枣洗净，切开去除枣核；决明子、菊花各自洗净，沥水，备用。

❷ 决明子与菊花先加水800毫升，以大火煮开后转小火再煮15分钟。

❸ 待菊花泡开、决明子熬出药味后，用滤网滤净残渣后，加入适量黑糖，搅拌、调匀即可。

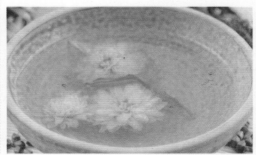

补中益气+补肺益肾

灵芝黄芪炖肉

材料：

黄芪15克、灵芝少许、瘦肉500克，料酒、葱、姜、盐、胡椒粉各适量。

做法：

① 将灵芝、黄芪洗净润透切片，葱、姜拍碎，瘦肉洗净后，放入沸水锅中氽烫去血水捞出，再用清水洗净切成小方块。

② 将灵芝、黄芪、瘦肉、葱、姜、料酒同入碗内，注入适量清水，隔水炖煮。煮沸后，捞去浮沫，改用小火炖，炖至瘦肉熟烂，用盐、胡椒粉调味即成。

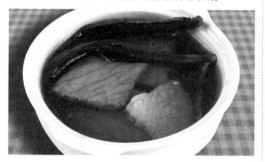

香浓顺滑+减肥塑形

柳橙菠萝椰奶

材料：

柳橙50克，柠檬30克，菠萝60克，椰奶35毫升。

做法：

① 柳橙、柠檬洗净，对切后榨汁；菠萝去皮，切块。

② 将全部材料放入果汁机内，高速搅打30秒，再倒入杯中，加入碎冰即可。

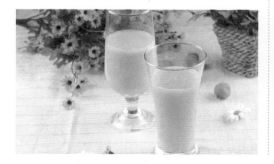

利尿通顺+消暑止渴

菱角粥

材料：

菱角10个、粳米50克、红枣4颗、白糖适量。

做法：

① 菱角煮熟去壳取肉，切成米粒大小备用。

② 将红枣和粳米淘洗干净放入砂锅，加开水适量煮稀粥，等米熟时，加入菱肉搅匀，熬至黏稠后调入白糖即可。每日1次，趁热温服。

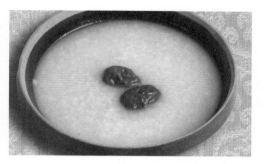

补气血+益肝肾+润肺生津

安神鸡汤

材料：

何首乌10克、茯神10克、百合10克、酸枣仁9克、红枣10颗、鸡腿1只、盐适量、米酒2大汤匙。

做法：

① 鸡腿洗净剁成块，用开水烫过备用。酸枣仁用菜刀拍裂，并将所有药材放入纱布袋中，加清水浸泡约20分钟。

② 将所有材料放入锅中，以大火煮滚后，再以小火炖煮约40分钟，食用前加少许盐调味即可。

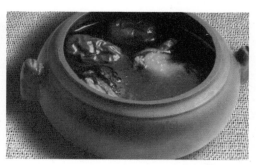

六味地黄鸡汤

材料：

泽泻10克、熟地25克、山茱萸10克、山药10克、丹皮10克、茯苓10克、红枣8颗、鸡腿1只。

做法：

❶ 鸡腿洗净，剁成块，放沸水中汆烫，捞出，备用。药材冲干洗净，备用。

❷ 将鸡腿和所有药材盛入炖锅中，加6碗水以大火煮开，煮沸后再转小火慢炖30分钟即成。

绿豆小米粥

材料：

绿豆10克、小米50克、白糖15克。

做法：

❶ 绿豆洗净，泡水约4小时，直到泡涨为止。

❷ 将泡软的绿豆、小米放入锅中，加入适当的水后，用中火煮。

❸ 水滚后，转小火煮至熟透，加入适量的白糖，调味即可。

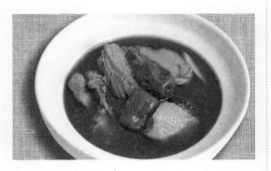

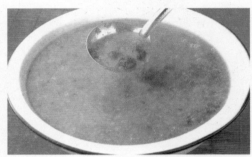

马鞭草炖猪肝

材料：

马鞭草15克，猪肝500克，花生油、水淀粉、糖、酱油、料酒、葱、姜、盐、味精各适量。

做法：

❶ 取马鞭草洗净，与猪肝同煮1小时后，取出猪肝，汤汁备用。

❷ 猪肝切片，将油锅烧热，加入姜、葱煸炒，再放入猪肝片，加酱油、糖、料酒少许。加入猪肝原汤，水淀粉勾芡，加入盐、味精调味即可。

麦枣甘草萝卜汤

材料：

小麦100克、萝卜15克、排骨250克、盐少许、清水适量，甘草15克、红枣10颗。

做法：

❶ 小麦洗净，以清水浸泡1小时，沥干。排骨汆烫，捞起，冲净；萝卜削皮、洗净、切块；红枣、甘草冲净。

❷ 将所有材料盛入煮锅，加8碗水煮沸，转小火炖约40分钟，加盐即成。

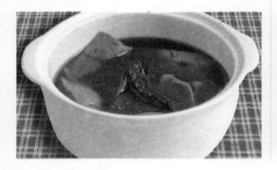

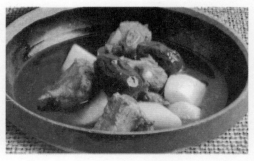

理气解郁+调经止痛+散淤+养肝

玫瑰香附茶

材料：

玫瑰花15克、冰糖1大匙、香附3克。

做法：

❶ 玫瑰花剥瓣，洗净，沥干。

❷ 香附以清水冲净，加2碗水熬煮约5分钟，滤渣，留汁。

❸ 将备好的药汁再滚热时，置入玫瑰花瓣，加入冰糖搅拌均匀即可。

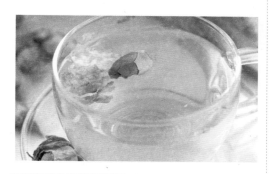

滋阴养胃+益气活血+生津润肺

苜蓿芽寿司

材料：

苜蓿芽35克、黑米1杯、寿司海苔片2片、细白糖1大匙、寿司醋2大匙、盐适量、纱布袋1个、麦芽10克、生地8克。

做法：

❶ 全部药材放入纱布袋，下锅以小火煮沸，约1分钟后关火，滤取药汁备用。

❷ 黑米洗净，倒入药汁，用电饭锅煮熟，趁热拌入细白糖、盐备用。

❸ 寿司海苔片摊平，铺上1/2的白饭，再放上1/2的苜蓿芽，卷成寿司形状即可。

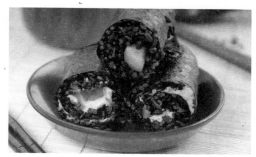

活血通络+补肝肾+强筋骨

牛膝蔬菜鱼丸

材料：

牛膝10克，鱼丸300克，蔬菜、豆腐、酱油各适量。

做法：

❶ 将牛膝加2杯水，用小火煮取1杯量，滤渣备用。

❷ 锅中加5杯水，先将鱼丸煮至将熟时，放入蔬菜、豆腐煮熟，大约3分钟。

❸ 加入牛膝药汁略煮，可根据个人口味，适当添加调味料，盛盘即可。

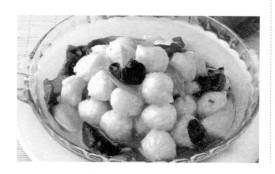

利水消肿

葡萄西芹果汁

材料：

葡萄50克，西芹60克，酸奶240毫升。

做法：

❶ 将葡萄洗干净，去掉葡萄籽。将西芹择叶洗干净，叶子撕成小块，备用。

❷ 将准备好的材料放入果汁机内，加入酸奶，搅打成汁即可。

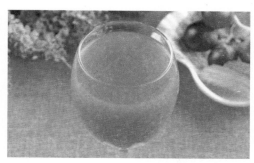

补肾养血+益气固精+强壮腰肾

强精党参牛尾汤

材料：

当归18克、黄芪60克、党参24克，红枣6枚、枸杞18克，牛尾1个、牛肉250克、牛筋100克。

做法：

❶ 将牛筋用清水浸泡30分钟左右，再下水清煮15分钟左右。牛肉洗净，切块；牛尾剁成寸段，备用。

❷ 将所有的材料放入锅中，加适量的水，大约盖过所有的材料，用大火煮沸后，转小火煮2小时，调味即可。

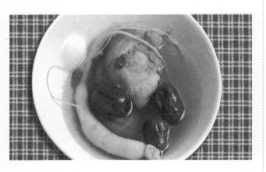

健脾开胃+助消化+增进食欲

清心莲子田鸡汤

材料：

田鸡3只、鲜莲子150克、人参、黄芪、茯苓、柴胡各10克，生姜、地骨皮、麦门冬、车前子、甘草各5克。

做法：

❶ 将所有药材放入纱布包中扎紧，放入锅中，加6碗水以大火煮开，再转小火熬煮约30分钟。

❷ 将田鸡剁成块，放入汤中一起煮熟，吃肉喝汤。

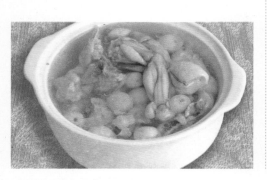

补血安神+健脾胃+促进睡眠

荞麦荔枝红枣粥

材料：

干荔枝50克、红枣30克、荞麦100克、白糖30克。

做法：

❶ 荞麦洗净，泡发；荔枝去壳备用；红枣洗净、盛碗泡发。

❷ 将砂锅洗净，锅中放水烧开，放入荞麦、荔枝、红枣，先用大火煮开，转小火煲40分钟。

❸ 起锅前调入白糖，也可用砂糖替代，搅拌均匀即可食用。

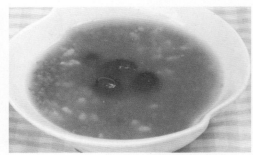

益气健脾

肉丝炒菠菜

材料：

菠菜300克、瘦猪肉150克、鸡蛋2个克、豆油50毫升，醋、盐、香油各适量。

做法：

❶ 将菠菜去掉黄叶、老根，洗净后切成长段，用开水泡透后捞出，入冷开水中过凉后取出，沥干水分装盘。瘦猪肉切丝，鸡蛋用豆油摊炒。

❷ 锅内放入豆油烧热，下入肉丝、菠菜、鸡蛋煸炒，再加少许醋、盐、香油拌匀即可。

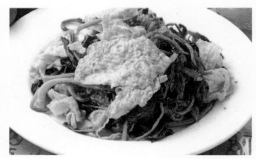

健脾益胃+强壮身体

人参鹌鹑蛋

材料：

人参7克、黄精10克、鹌鹑蛋12个，精盐、白糖、麻油、味精、淀粉、高汤、酱油等各适量。

做法：

❶ 将人参炖煮后取滤液，再将黄精水煎后取滤液，与人参液调匀。鹌鹑蛋煮熟去壳，一半与黄精、盐、淀粉、味精腌渍15分钟。

❷ 另起锅，将鹌鹑蛋和调好的汁一起下锅翻炒，放入高汤、白糖、酱油，再加入腌渍好的鹌鹑蛋，淋入麻油即可出锅。

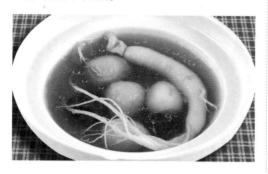

补肾助阳+养胃健脾+润肠通便

肉苁蓉羊肉粥

材料：

羊肉60克、白米100克、葱白2根、姜3片、盐适量、肉苁蓉10克。

做法：

❶ 将肉苁蓉洗净，放入锅中，加入适量的水，煎煮成汤汁，去渣备用。

❷ 羊肉洗净氽烫一下，去除血水，再洗净切丝，备用；白米淘洗干净，备用。

❸ 在肉苁蓉汁中加入备好的羊肉、白米同煮，煮沸后再加入葱、姜、盐调味。

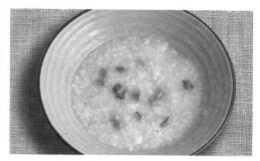

开胃+活血化淤+平喘化痰

山楂牛肉盅

材料：

山楂5克、甘草2克、菠萝1个、牛肉80克、竹笋10克、甜椒5克、洋菇5克、姜末3克、番茄酱适量。

做法：

❶ 菠萝洗净，切成两半，挖出果肉，做成容器备用；山楂、甘草熬煮后，滤取汤汁备用。

❷ 菠萝果肉榨成汁，加番茄酱、汤汁，煮成醋汁，最后淋在炸熟的牛肉上。

❸ 另起油锅，将备好的姜末、竹笋、甜椒等与牛肉拌炒，装入菠萝盅即可。

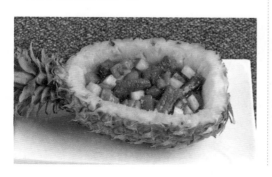

补血+活血+润肠道+调经

芍药当归炖排骨

材料：

当归、芍药、熟地、丹参各10克，川芎5克，田七5克，排骨500克，米酒1瓶。

做法：

❶ 将排骨洗净，氽烫去腥，再用冷开水冲洗干净，沥水，备用。

❷ 将当归、芍药、熟地、丹参、川芎入水煮沸，放入排骨，加米酒，待水煮开，转小火，续煮30分钟。

❸ 加入磨成粉的田七拌匀，适度调味即可。

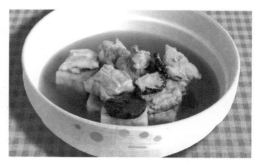

参麦五味乌鸡汤

材料：

麦门冬25克、人参片15克、五味子10克、乌骨鸡腿1只、盐1匙。

做法：

❶ 将乌骨鸡腿洗净，剁块，放入沸水余烫，去除血水，备用。

❷ 将乌骨鸡腿及人参片、麦门冬、五味子盛入煮锅中，加适量水（大约7碗水左右）直至盖过所有的材料。

❸ 以大火煮沸，然后转小火续煮30分钟左右，快熟前加盐调味即成。

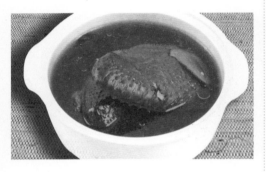

肾气乌鸡汤

材料：

熟地20克、山茱萸10克、山药15克、丹皮10克、茯苓10克、泽泻10克、车前子7.5克、牛膝7.5克、桔梗10克、附子5克、乌骨鸡腿1只、盐1小匙。

做法：

❶ 将乌骨鸡腿洗净，剁块，放入沸水余烫，去除血水；将乌骨鸡腿及所有的药材盛入煮锅中，加适量水至盖过所有的材料。

❷ 大火煮沸后转小火续煮40分钟左右即可，可只取汤汁饮用，或吃肉喝汤。

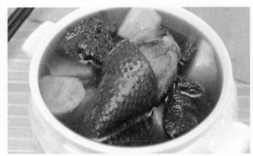

石榴苹果汁

材料：

苹果50克，石榴80克，柠檬50克，冰块适量。

做法：

❶ 石榴去皮，取出果实；苹果洗净，去核，切块。

❷ 将苹果、石榴顺序交错地放进榨汁机内榨汁。加入柠檬榨汁，并向果汁中加入少许冰块即可。

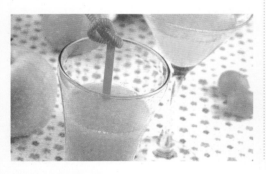

十全大补乌鸡汤

材料：

乌骨鸡腿1只，白术、当归、熟地、党参、炒白芍、茯苓、黄芪、川芎、甘草、肉桂、枸杞、红枣各10克。

做法：

❶ 乌骨鸡腿剁块，放入沸水余烫、捞起、冲净，药材以清水快速冲洗。

❷ 将鸡腿和所有药材一起盛入炖锅，加7碗水以大火煮开，接着转小火慢炖30分钟即成。

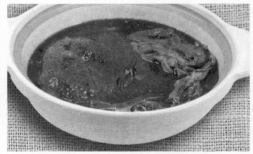

益气补虚+保肝明目

四物炖豆皮

材料：

草豆蔻10克、人参20克、枸杞10克、党参片10克、豆皮300克、香菇20克。

做法：

❶ 将豆皮洗净，切成长条；草豆蔻、人参洗净，香菇、枸杞、党参片均泡发。

❷ 将切好的豆皮条用手打成结。

❸ 再将豆皮结和所有材料一起装入炖盅内，加入适量水，隔水炖40分钟后，放入调味料即可。（本菜可不用放盐，保持原汁原味更好。）

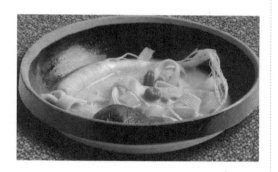

滋阴养胃+益气活血+生津润肺

黑白芝麻炒青菜

材料：

黑芝麻、白芝麻、芹菜茎、胡萝卜、姜、砂糖、芝麻油各适量，干黑木耳、白木耳各15克。

做法：

❶ 黑木耳、白木耳以温水泡开、洗净，芹菜切段，胡萝卜切丝。上述材料皆以开水汆烫，捞起备用。

❷ 将黑、白芝麻以芝麻油爆香，拌入所有食材即可起锅，最后加入盐、糖腌渍30分钟即可。

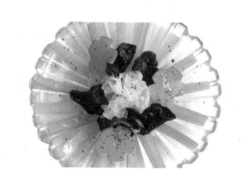

补肾阴+强筋骨+风湿

土鸡淫羊藿

材料：

土鸡300克、淫羊藿20克、生姜10克、红枣5颗。

做法：

❶ 土鸡切块，生姜去皮切片，土鸡先以沸水烫过去血水。

❷ 在锅中放入姜片、葱段、料酒，加入土鸡炒后，加入清汤、淫羊藿和红枣，炖至熟烂即可。

健脾益胃+滋肾益精

豌豆炒山药

材料：

豌豆50克，竹荪、香菇、胡萝卜、辣椒适量，盐3克，水淀粉适量，生山药250克，冬笋200克。

做法：

❶ 香菇轻划十字，备用。豌豆荚、胡萝卜、辣椒斜切片，山药、冬笋切薄片，竹荪切段。

❷ 烧热油锅，放入香菇、辣椒稍微拌炒，放入胡萝卜、山药等同炒，再加少许水。收汁后放入豌豆荚、竹荪，最后用水淀粉勾一层薄芡即可。

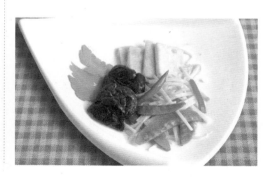

五子下水汤

材料:

芫蔚子、蒺藜子、覆盆子、车前子、菟丝子各10克，鸡内脏（含鸡肺、鸡心、鸡肝）适量。

做法:

❶ 将所有鸡内脏洗净、切片备用；姜洗净、切丝；葱去根须，洗净，切丝。

❷ 将药材放入纱布包中，扎紧，放入锅中；锅中加适量水，至水盖住所有材料，用大火煮沸，再转成文火继续炖煮约20分钟。

❸ 转中火，放入鸡内脏、姜丝、葱丝等调味，待汤沸后，加入盐调味即可。

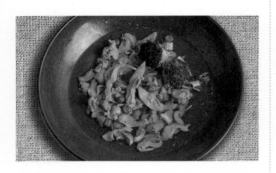

纤瘦蔬菜汤

材料:

紫苏10克、苍术10克，白萝卜200克、番茄250克、玉米笋100克、绿豆芽15克、清水800毫升、白糖适量。

做法:

❶ 全部药材与清水 800毫升入锅中，以小火煮沸，滤取药汁备用。

❷ 白萝卜去皮洗净，刨丝；番茄去蒂头洗净，切片；玉米笋洗净切片。

❸ 药汁放入锅中，加入全部蔬菜材料煮沸，放入调料即可食用。

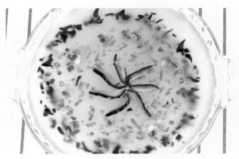

香菇旗鱼汤

材料:

知母10克、天花粉15克、旗鱼肉片150克、香菇150克、绿花椰菜75克、姜丝、盐各适量。

做法:

❶ 全部药材放入纱布袋，全部材料洗净，香菇和绿花椰菜剥成小朵备用。

❷ 清水倒入锅中，放入纱布袋和全部材料煮沸。

❸ 取出纱布袋，放入嫩姜丝和盐调味即可食用。

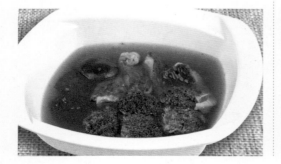

香瓜苹果汁

材料:

香瓜150克，苹果半个，柠檬汁10毫升，冰块适量。

做法:

❶ 香瓜洗净，去瓜蒂、去籽、削皮、切成小块。将苹果洗净，去皮、去核，切成块。

❷ 将准备好的材料倒入榨汁机内榨成汁，挤入柠檬汁，调入冰块即可。

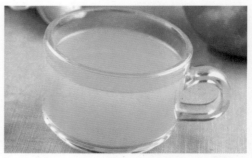

玄参萝卜清咽汤

材料：

玄参15克、黄连1克、白萝卜300克、蜂蜜80克、绍兴酒20毫升。

做法：

❶ 萝卜、玄参和黄连洗净切成片，用绍兴酒浸润备用。

❷ 用大碗1个，放入2层萝卜，再放1层玄参，淋上蜂蜜10克、绍兴酒5毫升。按照此种方法，放置4层。将剩下的蜂蜜，加20毫升冷水倒入大碗中，大火隔水蒸2小时即可。

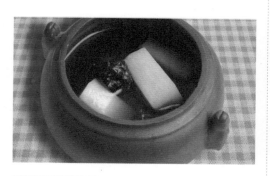

雪梨人参乌鸡汤

材料：

雪梨1个、人参10克、黑枣5颗、乌骨鸡300克、盐5克、味精5克。

做法：

❶ 雪梨洗净；切块去核；乌骨鸡洗净，剁成小块；黑枣洗净，人参洗净切大段。

❷ 锅加水煮沸，放入乌骨鸡块，余烫去除血水后捞出。

❸ 锅中加油烧热，投入乌骨鸡块，爆炒后加适量清水，再加雪梨、黑枣、人参一起以大火炖30分钟，加盐、味精调味即可。

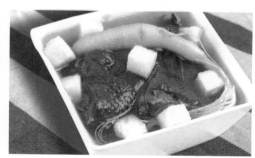

玉竹沙参焖老鸭

材料：

玉竹50克、沙参50克，老鸭1只，葱花、生姜、盐各适量。

做法：

❶ 将老鸭洗净，切块后放入锅中；生姜去皮，切片。

❷ 放入沙参、生姜，加水适量用大火煮沸，转用小火煨煮，1小时后加入盐调味，撒上葱花即可。

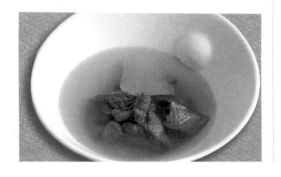

图书在版编目（CIP）数据

本草纲目中药蔬果养生速查全书 / 孙树侠，吴剑坤
主编；健康养生堂编委会编著 . -- 南京：江苏凤凰科
学技术出版社，2014.8（2018.7）
（含章·速查超图解系列）
ISBN 978-7-5537-3376-0

Ⅰ.①本… Ⅱ.①孙… ②吴… ③健… Ⅲ.①《本草
纲目》- 养生（中医）②《本草纲目》- 蔬菜 - 食物养生
③《本草纲目》- 水果 - 食物养生 Ⅳ.① R281.3
② R212 ③ R247.1

中国版本图书馆 CIP 数据核字 (2014) 第 121514 号

本草纲目中药蔬果养生速查全书

主　　　编	孙树侠	吴剑坤
编　　　著	健康养生堂编委会	
责 任 编 辑	张远文	葛　昀
责 任 监 制	曹叶平	周雅婷

出 版 发 行	江苏凤凰科学技术出版社
出版社地址	南京市湖南路 1 号 A 楼，邮编：210009
出版社网址	http://www.pspress.cn
印　　　刷	北京富达印务有限公司

开　　　本	718mm×1000mm　1/16
印　　　张	15
版　　　次	2014 年 8 月第 1 版
印　　　次	2018 年 7 月第 2 次印刷

标 准 书 号	ISBN 978-7-5537-3376-0
定　　　价	45.00 元

图书如有印装质量问题，可随时向我社出版科调换。